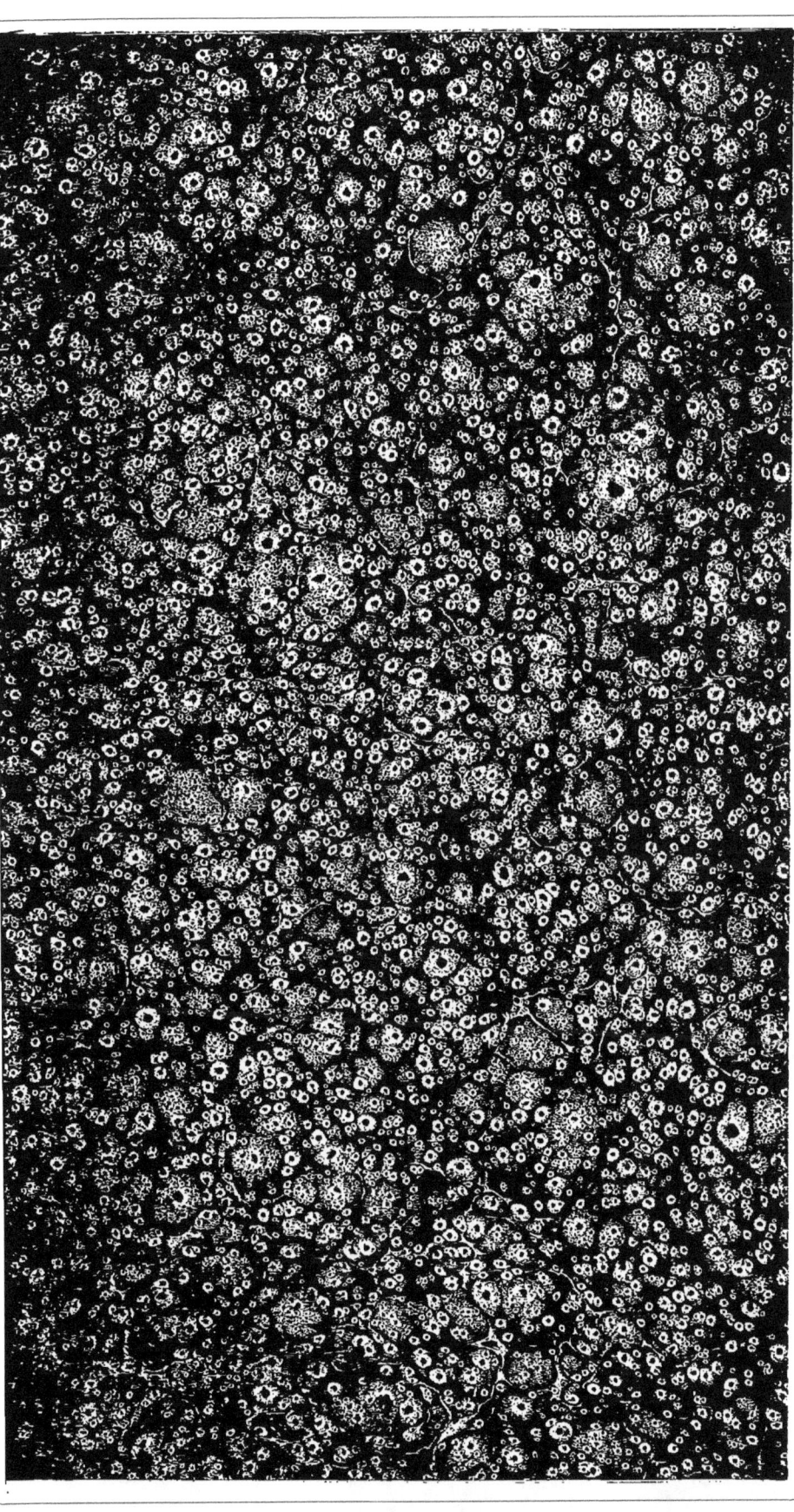

$T^5.91.$

$T.\cancel{2060}.$
$\cancel{\partial.K.h.}$

DE LA

NOUVELLE DOCTRINE

MÉDICALE.

Ouvrages sur la doctrine de M. BROUSSAIS, *qui se trouvent chez le même libraire.*

BÉGIN. Traité de thérapeutique, rédigé suivant les principes de la nouvelle doctrine médicale. Paris, 1825, in-8º. 12 fr.

BÉGIN. Lettre à F.-J.-V. Broussais. Paris, 1825, in-8º. 1 fr. 20 c.

BERTIN. Traité des maladies du cœur et des gros vaisseaux, rédigé par J. Bouillaud, docteur médecin. Paris, 1824, un vol in-8º, avec 6 planches. 7 fr.

BOUILLAUD. Traité clinique et physiologique de l'encéphalite ou inflammation du cerveau et de ses suites, telles que le ramollissement, la suppuration, les tubercules, le squirrhe, le cancer. Paris, 1825, in-8º. 6 fr.

BOUILLAUD. Traité clinique et expérimental des fièvres prétendues essentielles. Paris, 1826, in-8º. 7 fr.

DERHEIMS. Histoire naturelle et médicale des sangsues, contenant la description anatomique des organes de la sangsue officinale, avec des Considérations physiologiques sur ses organes, des notions très-étendues sur la conservation domestque, de ce ver, sa reproduction, ses maladies, son application. Paris, 1825, in-8º, 6 planches. 3 fr. 50 c.

DESRUELLES. Traité théorique et pratique du croup, d'après les principes de la doctrine physiologique, précédé de réflexions sur l'organisation des enfans, deuxième édition. Paris, in-8º 5 fr. 50 c.

— Traité de la Coqueluche, ouvrage couronné par la société médico-pratique de Paris. Paris, 1827, in-8º. 5 fr. 50 c

FODERA. Histoire de quelques doctrines médicales comparées à celles du docteur Broussais. Paris, 1821, in-8º. 3 fr. 60 c.

GOUPIL. Exposition des principes de la nouvelle doctrine médicale, avec un Précis des thèses soutenues sur différentes parties. Paris, 1824, in-8º. 8 fr.

LONDE. Nouveaux élémens d'hygiène, rédigés d'après les principes de la nouvelle doctrine médicale, Paris, 1827, 2 vol. in-8º. 12 fr.

MONFALCON, Précis de Bibliographie médicale, contenant l'indication et la classification des ouvrages les meilleurs, les plus utiles, la description des livres de luxe et des éditions rares, et des tables pour servir à l'histoire de la médecine; Paris 1827 1 fort vol. in-18 pap. vélin. 6 fr. 50 c.

POLINIÈRE. Etudes cliniques sur les émissions sanguines artificielles. Paris 1827, 2 vol. in-8º. 12 fr.

PUJOL. Œuvres de médecine pratique, contenant : Essai sur les inflammations des viscères, les maladies lymphatiques, etc, avec une Notice sur la vie et les travaux de l'auteur, et des Additions par F.—C. Boisseau. D. M. P. Paris 1823, 4 vol. in-8º. 15 fr.

RAYER. Traité théorique et pratique des maladies de la peau, fondé sur de nouvelles recherches d'anatomie et phisiologie pathologique. Paris, 1826, 2 volumes in-8º, atlas de planches coloriées. 26 fr.

ROCHE et SANSON. Nouveaux élémens de Pathologie médico chirurgicale, ou Précis théorique et pratique de médecine et de chirurgie, rédigés d'après les principes de la médecine physiologique. Paris, 1825—1827 4 vol. in-8º. 26 fr.

THOMSON. Traité médico-chirurgicale de l'inflammation, traduit de l'anglais avec des notes par A. G. L. JOURDAN et F. C. BOISSEAU D. M. P. Paris 1827, un fort vol. in-8º. 9 fr.

DE LA

NOUVELLE DOCTRINE

MÉDICALE,

CONSIDÉRÉE SOUS LE RAPPORT

DES THÉORIES

ET

DE LA MORTALITÉ.

DISCUSSION ENTRE
MM. MIQUEL, BOUSQUET ET ROCHE;

PUBLIÉE PAR

L. CH. ROCHE,

DOCTEUR EN MÉDECINE DE LA FACULTÉ DE PARIS, MEMBRE ADJOINT DE L'ACADÉMIE ROYALE DE MÉDECINE, MEMBRE RÉSIDANT DE LA SOCIÉTÉ DE MÉDECINE DE PARIS, DE LA SOCIÉTÉ MÉDICALE D'ÉMULATION ET DE L'ATHÉNÉE DE MÉDECINE DE LA MÊME VILLE, MEMBRE CORRESPONDANT DE LA SOCIÉTÉ ACADÉMIQUE DE MÉDECINE DE MARSEILLE, etc.

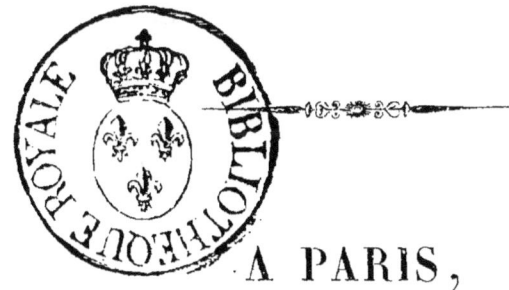

A PARIS,

CHEZ J.-B. BAILLIÈRE, LIBRAIRE-ÉDITEUR,

RUE ET VIS-A-VIS DE L'ÉCOLE DE MÉDECINE, n° 13 bis.

A LONDRES, MÊME MAISON,

3 BEDFORD STREET, BEDFORD SQUARE.

A BRUXELLES, AU DÉPÔT DE LA LIBRAIRIE MÉDICALE FRANÇAISE.

1827.

DE L'IMPRIMERIE DE THUAU, CLOÎTRE SAINT-BENOÎT, N° 4.

PRÉFACE.

J'ai été chargé de rendre compte, dans les *Archives générales de Médecine*, des *Lettres à un médecin de province*, par M. Miquel, et j'ai usé de mon droit de critique en réfutant toutes les erreurs qu'elles m'ont paru contenir. A l'occasion de l'article que j'ai publié sur ce livre, une discussion s'est engagée dans plusieurs journaux. L'amour-propre des auteurs est si irritable! Il m'a semblé que cette discussion présentait quelque intérêt, et j'ai cru qu'il serait utile d'en rassembler toutes les parties, afin qu'on pût la suivre et la juger dans son ensemble. C'est elle que je publie aujourd'hui. MM. Bousquet et Miquel seront les premiers, j'espère, à applaudir à la publicité que je lui donne; ils se proclament les vainqueurs dans cette lutte; ils ne peuvent donc voir qu'avec plaisir que je les aide à divulguer leur triomphe.

On a beaucoup parlé des bienséances dans cette polémique, et cela d'autant plus peut-être qu'on les a moins respectées ; c'est assez l'ordinaire. Qui les a violées de mes adversaires ou de moi? Le public saura le reconnaître, et je ne veux rien dire qui puisse prévenir son jugement. Mais je dois faire remarquer, que mes antagonistes attaquent et que je défends, qu'ils accusent et que je justifie; mon rôle est honorable dans cette affaire, et je ne voudrais pas qu'on pût le confondre avec le leur.

16 août 1827.

L.-Ch. Roche.

DE LA

NOUVELLE DOCTRINE

MÉDICALE.

~~~~~~

EXAMEN CRITIQUE

DE L'OUVRAGE DE M. MIQUEL AYANT POUR TITRE:

LETTRES A UN MÉDECIN DE PROVINCE,

OU EXPOSITION CRITIQUE DE LA DOCTRINE MÉDICALE
DE M. BROUSSAIS.

———

Entreprenez de changer la face d'une science dont tout le monde sent et avoue l'état d'imperfection; osez dire, par exemple, que l'agriculture, toute antique qu'elle est, possède à peine quelques règles de pratique bien établies; cherchez à prouver que la routine et l'empirisme sont les seuls guides de la plupart des cultivateurs ; essayez enfin de donner à cette science des principes fixes et une théorie raisonnable, et vous verrez comme de toutes parts les épithètes de *novateur* et de *systématique* vont vous assaillir. En vain, à l'appui de vos opinions, vous invoquerez le témoignage d'une vaste expérience ; en vain vous en appellerez de bonne foi à l'examen des hommes instruits et impartiaux ; plus vainement encore, vous vous signalerez chaque jour par d'importans travaux et de nombreuses découvertes ; la routine, la présomption et l'envie s'ameuteront contre vous, et parviendront peut-être à retarder par leurs déclamations le triomphe des vérités que vous aurez proclamées. L'un dira spirituellement que, du temps de *Triptolême*, le blé croissait bien sans théories ; un autre, agronome amateur, après avoir labouré pendant huit grands jours, sur sa fenêtre, une caisse de persil avec son couteau d'ivoire, vous opposera sérieusement les résultats de sa vaste expérience ; un troisième fera la remarque judicieuse que, malgré vos doctrines, la grêle n'en a pas moins continué ses ravages ; puis viendra un savant dans l'art du syllogisme et du dilemme, qui, délayant toutes ces belles choses dans des *Lettres à un agriculteur de province*, argumentera, distinguera, concluera, lorsqu'il faudrait prendre la herse ou la charrue, et, par *majeure*, *mineure* et *conséquence*, prouvera avec beaucoup de subtilité, et, s'il le faut, contre l'évidence, à maint lecteur ébahi, que vous n'avez jamais su faire croître que des ronces.

Voilà l'accueil qui vous attend. Mais n'allez pas vous en plaindre ni vous en étonner; c'est l'accueil que firent les fauteurs de la scolastique d'*Aristote* aux principes de la saine logique des faits enseignée par *Bacon*, les partisans du phlogistique à la théorie de Lavoisier, les métaphysiciens de toute espèce à la philosophie du docteur Gall, et c'est celui que reçoit aujourd'hui la doctrine du professeur Broussais de la part des éternels amateurs du *statu quo* en toutes choses. C'est donc une loi commune qu'il vous faut subir, une nécessité à laquelle vous devez vous soumettre de bonne grâce, puisque personne ne peut s'y soustraire. Laissez faire le temps : ce galant homme, comme l'appellent les Italiens, amène tôt ou tard le jour de la raison et de la vérité, et, si vous avez été leur fidèle interprète, elles vous vengeront alors de vos détracteurs.

Je ne sais pourquoi ces réflexions se placent malgré moi sous ma plume, quand je voudrais me borner à rendre compte de l'ouvrage de M. Miquel. Jamais cependant elles ne furent moins applicables, car il s'agit d'un livre arrivé en peu de temps à sa seconde édition, fortement prôné par les amis de l'auteur, vanté même par des hommes étrangers à la médecine, le seul, ou peu s'en faut, que M. Pariset ait jugé digne d'être signalé dans le compte rendu des travaux de l'Académie royale de médecine; et certes un tel livre ne saurait être un mélange d'arguties et de sophismes. Oublions donc nos réflexions indiscrètes autant qu'importunes, et livrons-nous sans prévention à l'examen des *Lettres* de M. Miquel.

Le but de ce médecin a été, comme chacun sait, de renverser de fond en comble la nouvelle doctrine médicale française. En tacticien habile, en homme qui sait que le meilleur moyen d'emporter les châteaux d'assaut, c'est de les attaquer par les girouettes, notre confrère commence par écraser l'épithète de *physiologique* dont se pare la doctrine de l'irritation, puis il foudroie hardiment un mot, celui d'*ontologie*, et enfin il pourfend une ou deux chimères, telles que la *force vitale* et la *chimie vivante*. Par pitié pour ces pauvres mots, j'avais bien envie de dire à leur redoutable adversaire, qu'à l'époque où la nouvelle doctrine parut, on proscrivait hautement et publiquement, dans l'École de médecine de Paris, toutes les explications physiologiques, et l'on répétait sans cesse aux élèves que la physiologie n'était que le roman de la médecine; qu'il était, par conséquent, tout naturel, indispensable même, qu'une doctrine dans laquelle on manifestait l'intention d'expliquer l'état morbide par les lois de l'état sain, prît le nom de *physiologique*, pour se distinguer de l'*anti-physiologique*, alors dominante, non-seulement en France, mais encore en Europe; j'aurais dit aussi que, dans cette même École, à la même époque, on faisait si bien des êtres de la plupart des maladies, que l'on enseignait de traiter par les *anti-goutteux*, toute pneumonie, toute gastrite succédant à la disparition de la *goutte*, parce que, disait-on, c'était la goutte qui s'était portée sur le poumon, sur l'estomac, et que l'on raisonnait de même pour une foule de maladies; enfin, j'aurais ajouté que, chimères pour chimères, autant valent les propriétés vitales de M. Broussais que celles des autres physiologistes; mais, tout bien réfléchi, j'abandonne et chimères et mots au courroux de M. Miquel, et ne veux défendre contre lui que quelques-uns des principes fondamentaux de la doctrine de l'irritation.

Et d'abord, la physiologie peut-elle être la base de la pathologie? Non, si l'on entend par physiologie la recherche des causes premières des phénomènes de la vie, et les explications quelquefois ingénieuses, mais souvent ridicules, à l'aide desquelles on prétend en dévoiler le mystère ; mais oui, et mille fois oui, si l'on réserve ce nom à l'observation pure et simple de ces phénomènes, et à l'étude qui traite de leurs rapports. Tous les médecins qui ont médité sur les vérités fondamentales de la science, sont d'accord sur ce point. Convaincus qu'il est impossible de connaître les dérangemens d'une mécanique et de les réparer, si l'on n'a profondément étudié le jeu des rouages qui la composent, tous regardent la physiologie comme une des bases essentielles de la pathologie ; à leurs yeux, ces deux sciences sont inséparables, et destinées à s'éclairer éternellement l'une par l'autre. M. Miquel ne pouvait pas se hasarder à attaquer une vérité aussi généralement admise; mais, d'un autre côté, comment l'admettre sans faire une concession importante à la nouvelle doctrine ? La position était vraiment embarrassante. M. Miquel a su s'en tirer en homme habile, et par un moyen bien simple ; il a admis d'abord le principe, et, un peu plus loin, il l'a rejeté ; de sorte qu'en dernière analyse il sera de l'avis qu'on voudra. Si vous êtes partisan de l'application de la physiologie à la pathologie, il dira avec vous : « La physiologie est une partie essentielle de la médecine ; celle-ci ne peut pas exister sans celle-là, puisqu'il est physiquement impossible de connaître l'état malade, si ce n'est par la comparaison avec l'état sain (page 8). » Si, au contraire, vous croyez que la physiologie et la pathologie doivent rester séparées, M. Miquel est encore de votre avis, et dit que : « la physiologie et la pathologie sont deux sciences à part, indépendantes l'une de l'autre, et qui ont chacune des principes et des lois particulières (p. 161) » Il est vrai que ces deux opinions sont contradictoires, mais je ne vois pas qu'il y ait la moindre nécessité à ce que M. Miquel soit d'accord avec lui-même. L'essentiel est qu'il ait trouvé le moyen d'échapper à la critique pour cette fois, et il y a réussi, car, pour que je puisse porter un jugement sur son opinion en cette matière, il faut bien que j'attende qu'il en ait une.

Le second principe fondamental de la nouvelle doctrine est que toutes les maladies des solides qui composent le domaine de la médecine proprement dite, peuvent être rapportées à deux modifications principales des tissus : *l'irritation et l'asthénie*. Qu'on ne s'attende pas à voir M. Miquel discuter sérieusement cette question importante ; de mauvaises chicanes, voilà tout ce qu'il sait faire. Ainsi il répète à chaque page que les *propriétés vitales* sont susceptibles non-seulement d'être augmentées ou diminuées, mais encore d'être *dénaturées ;* il affirme, en parlant de certaines maladies, qu'il y a dans leur nature *autre chose* que de l'irritation, *autre chose* que de l'asthénie; mais ne lui demandez pas les preuves de toutes ces belles assertions; est-ce que M. Miquel est tenu de prouver ce qu'il avance? ses lecteurs ne sont pas si exigeans. Une seule fois, par hasard, il semble vouloir aborder la question, et c'est uniquement pour l'escamoter. « Brown, dit-il, admettait les deux mêmes classes de maladies que reconnaît aujourd'hui l'école physiologique : dans le système du médecin d'Édimbourg, le nombre des maladies par débilité est, à celui des maladies par excès de force, comme 97 est à 100; dans le système du professeur de Paris, la proportion est inverse; donc, comme l'a dit M. Bérard, la médecine physiologique n'est que le brownisme retourné.» Le mot est peut-être joli, M. Miquel; mais pourriez vous me dire ce que cela prouve? J'y vois bien la preuve que M. Bérard et vous ne comprenez pas mieux le brownisme que la nouvelle doctrine ; mais je ne pense pas que ce soit là ce que vous ayez voulu prouver. Vous vouliez démontrer que le partage des maladies en deux classes, *irritation* et *asthénie*, est insuffisant, et vous ne l'avez pas même entrepris. Vous n'avez donc pas renversé ce que vous appelez le principe dichotomique. Que si vous en conservez la prétention et l'espérance, pénétrez-vous bien d'une chose : c'est que, dans les discussions scientifiques, l'adresse et les jeux de mots peuvent bien en imposer à certains esprits faciles à se laisser surprendre; mais, aux yeux des hommes qui examinent avec attention, ce n'est qu'un vernis brillant sous lequel se cache ordinairement l'impuissance.

« Qu'est-que l'irritation? demande ensuite M. Miquel. Les médecins physiologistes, dit-il, ne sont pas même encore parvenus à en donner une définition satisfaisante » Nous avons proposé la suivante : l'irritation morbide est l'augmentation de l'action organique d'un tissu au-delà des limites compatibles avec l'exercice libre de sa fonction. Quand on le voudra, je m'engage à prouver l'exactitude de cette définition, mais ici il ne s'agit que de réfuter M. Miquel. Voici donc la principale objection que fasse ce médecin à toutes les définitions qui ont été données de cet état morbide, celle qu'il reproduit sous vingt formes différentes dans vingt endroits de son ouvrage. « L'action organique d'un tissu, dit-il, ne peut pas être augmentée sans que sa fonction s'exerce avec plus d'énergie; or, la fonction s'affaiblit ou cesse dans tout organe irrité; donc l'irritation n'est pas l'augmentation de l'action organique. »

Il est évident, d'après cette objection, que M. Miquel n'a pas une idée bien juste de ce qu'il faut entendre par action organique. Essayons donc de le lui expliquer.

Dans tous les tissus, il se passe deux ordres de phénomènes qu'il faut bien se donner de garde de confondre. Le premier ordre comprend les phénomènes qui sont communs à toutes les parties organisées, c'est-à-dire, tous les mouvemens moléculaires en vertu desquels les tissus reçoivent sans cesse de nouvelles particules de matière animale et en perdent d'autres, se composent et se décomposent sans interruption; en un mot, en vertu desquels leur organisation se conserve à l'état normal. Au degré d'énergie près, ces phénomènes sont les mêmes à la peau, dans le tissu cellulaire, dans un muscle, une membrane muqueuse, une séreuse, la substance cérébrale, etc. Dans tous ces tissus, en effet, il y a abord et départ continuel de molécules, combinaisons et *décombinaisons* non interrompues; seulement ces mouvemens sont plus bornés ou plus considérables, plus rapides ou plus lents, suivant les tissus. Personne, je pense, ne contestera ces faits. C'est à cet ordre de phénomène, à cette action moléculaire, que nous donnons le nom d'*action organique*.

Nous ignorons en quoi consiste cette action, nous nous contentons d'en partir comme d'un premier fait; et, sans chercher à savoir comment elle s'exerce, nous essayons de constater par l'observation les modifications qu'elle éprouve. Or, jusqu'à ce jour, l'observation la plus attentive n'a pu signaler par des caractères bien sensibles, que deux des modifications dont elle est susceptible; savoir, son augmentation et sa diminution. On a vu des tissus devenir moins impressionables à l'action des stimulans, et être pénétrés par une moindre quantité de fluides que dans l'état normal, on en a dû nécessairement conclure que l'action organique y était diminuée, et on a appelé cet état *asthénie*. Observant ces mêmes tissus dans d'autres circonstances, on les a vus devenir plus irritables que dans l'état normal, ou se pénétrer d'une plus grande quantité de fluides, ou présentant tout à la fois ces deux modifications, on a dit que l'action organique de ces tissus était augmentée, et, pour exprimer cette modification par un seul mot, on a adopté celui d'*irritation*. Ces expressions, *asthénie* et *irritation*, ne sont donc point vagues dans la nouvelle doctrine; elles peignent deux faits généraux, matériels, évidens, palpables, incontestables.

Le second ordre de phénomènes que nous offrent les parties organisées, comprend tous les actes que les tissus exercent comme organes, actes différens pour chacun d'eux, et que l'on désigne par le nom de *fonctions*. On ne peut certainement pas ranger ces phénomènes dans la même cathégorie que les précédens. Toute fonction nécessite un organe qui l'exécute; aucun phénomène de l'action organique, au contraire, n'a d'organe spécial; l'action organique commence avec l'embryon, et s'exerce sans repos jusqu'à la mort de l'individu; les fonctions ne commencent qu'à mesure que les organes acquièrent du développement, et la plupart ont des intermittences; enfin, comme nous l'avons déjà fait remarquer, les fonctions sont nombreuses et différentes entre elles; l'action organique est une et partout la même. En un mot, l'action organique est aux tissus ce que les affinités et toutes les actions moléculaires sont à la matière qui compose les différentes pièces d'une mécanique, et les fonctions, ce que sont à toutes ces pièces considérées comme rouages, leviers, etc., les rôles que remplit chacune d'elles dans le but général.

Ceci posé, voyons maintenant quelle est l'influence de l'action organique des tissus sur l'exercice de leurs fonctions. Si l'estomac digère, par exemple, est-ce parce que du sang et du fluide nerveux le pénètrent et en partent sans cesse, et parce que les molécules qui le composent se combinent et se disgrègent tour à tour ? Non, car les mêmes phénomènes se passent dans le poumon, le foie, les reins, etc., et ces organes ne digèrent pas, ils ont chacun une fonction particulière; non encore, car ces phénomènes ne se suspendant jamais, la fonction devrait être continue, et c'est ce qui n'est pas. Mais l'estomac digère, parce que la matière animale y est arrangée en membrane muqueuse, mucsuleuse et séreuse, en villosités et en cryptes, parce qu'elle y est configurée en une espèce de sac, parce que cette poche, ainsi organisée, se trouve dans certains rapports avec d'autres organes, etc. Sa fonction, pas plus que celle d'aucun autre organe, ne dépend donc pas immédiatement de son action organique. Celle-ci n'exerce évidemment qu'une influence indirecte sur celle-là, et si, venant à s'exalter jusqu'au degré morbide, elle augmente quelquefois l'énergie de la fonction, cela est rare et ne peut pas faire loi; le plus ordinairement, au contraire, la fonction se trouble ou cesse quand l'action organique s'accroît. La raison nous en paraît toute simple, c'est que l'exercice d'une fonction ne peut être régulier qu'autant que l'organisation du tissu qui l'exécute reste dans son état normal. Remarquez, en effet, que, soit qu'un tissu reçoive trop peu de sang et que sa sensibilité s'émousse, soit qu'il en reçoive trop et qu'il devienne trop irritable, le résultat est le même; il cesse de pouvoir remplir convenablement le rôle qui lui est destiné : un estomac enflammé, comme un estomac asthénié, ne convertit plus les alimens en chyle. Il n'en serait certainement pas ainsi si l'exercice des fonctions dépendait immédiatement de l'action organique. Concluons donc, contradictoirement à M. Miquel, non seulement que l'action organique d'un tissu peut-être augmentée sans que sa fonction s'exerce avec plus d'énergie, mais encore que le plus ordinairement, dans ce cas, la fonction s'affaiblit ou cesse, et que, par conséquent, définir l'irritation, l'augmentation de l'action organique, c'est en donner une définition, sinon complète, du moins exacte.

Mais l'irritation peut-elle différer d'elle même autrement que par le degré, sans cesser pour cela d'être fondamentalement le même phénomène morbide ? Je pense qu'il en est ainsi, bien que des partisans distingués de la nouvelle doctrine défendent l'opinion contraire, Quant à M. Miquel, toujours la lance en arrêt, il combat les deux opinions: la première lui paraît une inconséquence, et la seconde une erreur. Si du moins M. Miquel se donnait la peine de prouver ce qu'il avance, s'il sondait un peu la profondeur de la question qu'il aborde au lieu d'ergoter sur les mots, on pourrait peut-être parvenir à s'entendre. Mais comment exiger qu'il déroge à ce point à ses habitudes? Contentons-nous donc de lui exposer les faits et les raisonnemens sur lesquels notre opinion se fonde, non dans l'espérance de le convaincre que nous avons raison, mais uniquement pour nous laver du reproche qu'il nous adresse d'être inconséquens à nos principes.

Quand on examine ce qui se passe dans les tissus irrités, voici ce qu'on observe: ils deviennent plus impressionnables à l'action des stimulans, ils s'échauffent, du sang les pénètre en plus grande abondance, ils laissent échapper ce fluide à leur surface, d'autres fluides non colorés s'y accumulent ou s'en écoulent en grande quantité, enfin leur nutrition augmente. Mais tous ces phénomènes n'existent pas réunis dans les tissus affectés d'irritation; il est plus ordinaire de les voir s'y manifester deux à deux, ou trois à trois, et on les y observe très-fréquemment isolés. Voilà ce que les faits nous apprennent. On sait, en effet, 1° qu'un tissu peut devenir plus sensible et même très-douloureux, sans appel de sang ou d'autres fluides; 2° que, dans certains cas, ce même tissu se colore en rouge plus fortement que dans l'état normal, qu'il s'injecte de sang, s'échauffe et se tuméfie, avec ou sans appel de fluides blancs, avec ou sans accroissement de sa nutrition; 3° que, dans d'autres circonstances, on le voit se gonfler et s'engorger sans se colorer plus vivement, souvent même en perdant la teinte rosée qu'il possédait auparavant, et presque toujours alors sans douleur, 4° que d'autres fois il s'accroît, se nourrit trop, acquiert une trop grande énergie, et cela sans être un instant douloureux, sans devenir plus rouge, et sans laisser écouler de sang à sa surface; 5° enfin, que quelquefois il semble exhaler en quelque sorte du sang, ou bien il sécrète des fluides blancs en très-grande abondance, avec ou sans augmentation de sensibilité, de chaleur ou de nutrition. Or, ce tissu n'est-il pas irrité dans toutes ces circonstances? Dans toutes, son action organique n'est-elle pas augmentée? Qui pourrait le contester? et cependant ces états morbides ne se ressemblent pas. En quoi donc diffèrent-ils? en ce que, dans le premier, un acte seul de l'action organique est accru, l'acte nerveux sans doute, puisque la sensibilité est une fonction des nerfs, et qu'elle est seule augmentée; que dans le second, c'est un autre acte qui est augmenté, savoir, l'abord des molécules sanguines; que, dans le troisième, la sur-activité ne porte encore que sur un autre acte isolément, celui de l'arrivée des fluides blancs; que, dans le quatrième, tous ces actes sont accrus à la fois, trop peu pour que la fonction du tissu soit troublée, mais assez pour que sa nutrition augmente plus qu'elle ne devrait le faire; que, dans le cinquième, à l'abord plus considérable du sang, se joint son effusion; et que, dans le sixième enfin, les fluides blancs appelés en plus grande quantité que dans l'état normal sont immédiatement sécrétés à la surface du tissu. L'action organique, action très-complexe, peut donc s'exalter dans chacun des actes qui la composent, ou s'exalter dans plusieurs, ou enfin dans tous à la fois; il en résulte autant de formes particulières de l'irritation. Mais la nature de l'irritation ne change évidemment pas pour cela; elle consiste toujours dans l'augmentation de l'action organique, seulement elle est modifiée dans son mode de manifestation.

Maintenant il s'agit de savoir si ces différences dans la manière de se manifester de l'irritation n'annoncent que des différences d'intensité, en d'autres termes, si l'augmentation de l'action organique est plus considérable lorsqu'elle porte sur tel de ses actes plutôt que sur tel autre, sur un seul ou sur plusieurs, ou sur tous. Pour résoudre ce problème par l'affirmative, il faudrait pouvoir graduer l'irritation, et cela ne se peut pas. En spéculation, on peut bien dire que l'irritation *nutritive* occupe le bas de l'échelle; l'irritation *sécrétoire*, le second degré; l'irritation *sub-inflammatoire*, le troisième; l'irritation *hémorrhagique*, le quatrième; l'irritation *nerveuse*, le cinquième, et l'irritation *inflammatoire*, le sommet. Mais quand, interrogeant les faits, on vient à voir des irritations inflammatoires, aussi sourdes et aussi latentes que des irritations nutritives; quand on remarque qu'une irritation qui s'accroît lentement jusqu'au degré inflammatoire ne passe jamais, ou presque jamais, par les formes *nutritive*, *sécrétoire*, etc., ce qui devrait toujours avoir lieu dans la supposition que je combats; quand on remarque encore qu'une inflammation, en décroissant lentement, ne devient pas successivement une hémorrhagie, une sub-inflammation, une irritation sécrétoire, et enfin une hypertrophie; enfin, quand on observe fréquemment réunies dans le même point d'un même tissu, une névrose et une inflammation, une inflammation et une hémorrhagie, une irritation sécrétoire avec une névrose ou une phlegmasie, etc., ce qui n'aurait jamais lieu si ces états morbides n'étaient que des degrés les uns des autres, on ne peut plus prétendre qu'il n'existe entre eux que des différences de degrés, sans vouloir substituer les produits de son imagination aux résultats de la sévère observation. Il faut donc se borner à constater ces modes de l'irritation, et à exprimer les différences qui les distinguent. Ainsi donc, l'irritation est toujours essentiellement la même; mais, outre ses différences d'intensité, elle en peut présenter d'autres sans changer de nature. Voilà des vérités que, malgré ses bonnes intentions, M. Miquel n'a pas encore obscurcies.

Notre confrère n'est pas plus heureux lorsqu'il veut prouver que l'irritation pathologique n'est pas seulement l'exagération de l'irritation physiologique. Et cependant que d'efforts ne fait-il pas pour y parvenir! Comme il triomphe quand il croit avoir renversé cette proposition! Or, écoutez, lecteur, les profonds raisonnemens de M. Miquel; veuillez seulement me pardonner de vous les présenter presque toujours sous la forme syllogistique, c'est un moyen de les abréger sans les affaiblir, et en même temps de rappeler sans cesse leur origine scolastique. M. Miquel dit donc : « L'irritation morbide est toujours plus forte que l'irritation physiologique : or, celle-ci *peut* provoquer des sympathies ; celle-là, au contraire, *peut* exister sans en provoquer aucune; donc l'irritation pathologique n'est pas l'exagération de l'irritation physiologique; car, si cela était, les sympathies seraient toujours plus fortes dans la première que dans la seconde. » Et, pour rendre sa prétendue démonstration plus évidente, il ajoute : « Supposez que le nombre 10 soit la limite placée entre l'excitation physiologique et l'excitation morbide. En deçà, vous aurez la santé ; au-delà, vous aurez la maladie. L'excitation physiologique arrivée à 9 provoquera des sympathies, puisqu'elle sera au plus haut degré de l'échelle physiologique. Si vous la portez à 11 ou 12, les sympathies devraient augmenter comme elle; eh bien! c'est justement le contraire, les sympathies n'auront pas lieu. Pourquoi? parce que l'excitation, devenue morbide en passant le 10me degré, sera trop peu considérable pour exciter les sympathies : il faudra qu'elle s'élève à un degré supérieur, sans quoi elle restera locale. Ne voilà-t-il pas de singulières conséquences? L'excitation n'est transmise que lorsqu'elle s'élève à un certain degré; à 9 degrés elle est transmissible; à 11 elle ne l'est plus : telle est la logique *physiologique.* » Ces argumens paraissent tellement péremptoires à M. Miquel, qu'il n'hésite pas à dire qu'il est impossible aux dichotomistes de sortir de là. J'avoue qu'il n'est pas facile de se guider dans ce labyrinthe de subtilités ; tâchons pourtant d'en sortir, et pour cela attachons-nous aux pas de notre *anti-physiologiste* adversaire. Reprenons ses argumens un à un.

L'irritation morbide est toujours plus forte que l'irritation physiologique. Voilà qui n'est pas douteux, et n'est contesté par personne.

L'irritation physiologique peut *exciter des sympathies.* C'est encore une vérité, mais qui réclame un léger commentaire. M. Miquel a voulu dire que les rapports naturels, mais cachés, qui existent entre tous les organes un peu importans, devenaient *quelquefois* évidens et appréciables dans l'état physiologique. Mais il n'ignore pas sans doute que, dans la très-grande majorité des cas, c'est le contraire qui a lieu. En général, dans l'exercice normal et régulier des fonctions, les sympathies ou les rapports qui enchaînent l'action des organes entre eux ne peuvent pas être appréciées : telle est la loi. M. Miquel a donc exprimé l'exception.

L'irritation morbide peut *exister sans provoquer aucune sympathie.* C'est encore vrai, mais aussi comme exception ; car, en général, l'irritation morbide provoque des sympathies.

M. Miquel a donc pris deux exceptions pour bases de son argumentation ; or, les exceptions étant des inconnues dans les théories, il est absurde de s'en étayer pour ou contre celles-ci, et M. Miquel ne l'a fait sans doute que parce que telle est la logique *anti-physiologique*.

Les faits ainsi rétablis, déduisons maintenant la conséquence. L'irritation morbide est toujours plus forte que l'irritation physiologique; celle-ci n'excite, en général, aucune sympathie; celle-là, au contraire, en provoque presque toujours le développement; donc l'irritation pathologique n'est bien évidemment que l'exagération de l'irritation physiologique. Cette conclusion ressort immédiatement des faits; elle est opposée à celle de M. Miquel : double raison, ce me semble, pour qu'on ne doute pas de son exactitude.

Que devient, dès-lors, ce beau raisonnement par chiffres sur lequel notre confrère a fondé de si grandes espérances? Il s'évanouit devant le souffle de la vérité. Soit, en effet, le nombre 10, la limite placée entre l'excitation physiologique et l'irritation morbide, il est contraire aux faits de dire que l'irritation physiologique portée à 9 provoque des sympathies, puisque, en général elle n'en fait pas naître; il est également erroné de prétendre que l'irritation morbide, élevée à 11 ou à 12, ne produit pas de sympathies, puisque, dans l'immense majorité des cas, elle en excite la manifestation. Mais enfin, dira M. Mi-

QUEL, les exceptions, comment les expliquer? Je n'en sais rien : cherchez, lui répondrai-je; imitez les physiciens; quand ils découvrent un ou deux faits en apparence contradictoires à une loi, ils les étudient sous toutes les faces, jusqu'à ce qu'ils en aient trouvé l'explication, et ils parviennent tôt ou tard à les faire rentrer dans la règle. On ne les voit pas, du moins, mettre en doute la vérité d'un principe établi, à chaque fait nouveau qui leur semble d'abord faire exception, comme les médecins ne cessent de le faire. Imitez-les, lui répéterai-je : à l'appui de ce que vous appelez si plaisamment votre démonstration mathématique, vous n'avez pu déterrer qu'un fait, celui du chatouillement de la plante des pieds qui provoque le rire et les convulsions, tandis que l'excoriation de la même partie ne détermine aucune sympathie. Je vous en citerai un second, c'est celui de la titillation de la luette qui excite le vomissement, tandis que son inflammation le provoque rarement; peut-être en existe-t-il encore quelques autres également opposés en apparence au principe que nous avons défendu; eh bien! méditez-les ces faits, essayez de les rallier à la règle commune, et vous servirez mieux la science que par des volumes d'arguties.

L'irritation morbide n'est donc que l'exagération de l'irritation physiologique, et elles obéissent par conséquent aux mêmes lois. Mais cela signifie-t-il, comme le prétend M. Miquel, que la maladie est l'exagération de la santé. J'aimerais autant faire dire à un physicien que l'orage est l'exagération du beau temps, parce qu'il nous enseignerait qu'il n'y a de différence entre ces deux états de l'atmosphère, qu'en ce qu'il existe beaucoup plus d'eau à l'état de vapeur, rassemblée et condensée dans une certaine étendue de l'espace, et plus d'électricité développée et mise en jeu, dans un cas que dans l'autre; et parce qu'il ajouterait que les nuages se forment, s'amoncèlent, s'entrechoquent, laissent échapper la foudre et se résolvent en pluie, en vertu des mêmes lois qui président dans l'état de calme parfait, à l'évaporation des liquides, à la condensation des vapeurs, aux attractions et aux répulsions électriques.

Et que M. Miquel ne dise pas que la comparaison n'est pas exacte. Lorsque l'œil, la parotide, le poumon, l'estomac, sont enflammés, la vision, la sécrétion de la salive, la respiration, l'hématose et la digestion sont troublées ou abolies; et cependant le sang qui aborde en trop grande quantité dans ces organes est bien le même sang, mu par les mêmes vaisseaux, se contractant sous la même influence nerveuse que dans leur excitation physiologique, et l'impression douloureuse qu'ils ressentent du contact des stimulans, est bien certainement l'exagération de leur sensibilité ordinaire; elle est ressentie par les mêmes nerfs et transmise au même centre par les mêmes lois que dans l'état de santé. Pour soutenir le contraire, il faudrait supposer que l'inflammation crée dans un organe, du sang, des vaisseaux capillaires et des nerfs différens de ceux que nous connaissons, et des lois nouvelles de circulation et d'innervation. Cette supposition serait tellement absurde, que j'hésite encore à croire que M. Miquel osât l'admettre, bien que j'aie vu dans son livre, de mes propres yeux vu, ce qui s'appelle vu, que « le travail inflammatoire est une nouvelle fonction, une fonction pathologique qui n'a pas d'analogue dans les fonctions physiologiques. » Si donc, dans l'irritation physiologique d'un organe, il n'y a évidemment que du fluide nerveux, ou du sang, ou des fluides blancs, ou ces trois conditions en plus que dans l'irritation physiologique, et, par suite, une nutrition vicieuse ou des sécrétions altérées, diminuées ou accrues, il est hors de doute que celle-là n'est que l'exagération de celle-ci; nous l'avions déjà prouvé. « Mais pourquoi dès-lors, dit M. Miquel, car il reproduit partout cette futile objection, pourquoi la fonction de l'organe irrité pathologiquement ne s'exerce-t-elle pas avec plus d'énergie ? » Je l'ai dit aussi : c'est parce qu'un certain degré d'irritabilité et la présence d'une certaine quantité de sang ou d'autres fluides sont, dans tout organe, deux des conditions nécessaires de l'exercice régulier de sa fonction. Que l'irritabilité s'accroisse au-delà de ce degré que nous ne pouvons préciser, que le sang ou d'autres fluides affluent trop abondamment sous l'influence des stimulans, la fonction doit nécessairement se troubler ou cesser, puisque quelques-unes des conditions indispensables pour sa régularité ou son exercice n'existent plus. C'est donc, pour en revenir à notre comparaison, comme le beau temps, qui, compatible avec une certaine dose d'électricité et une certaine quantité d'eau en vapeur dans l'atmosphère, fait place à l'orage, au lieu de devenir plus beau, lorsque, sous l'influence de causes diverses, le fluide électrique et la vapeur d'eau viennent à être accumulés en trop grande quantité dans une partie de l'espace.

Dans une proposition de l'*Examen*, M. Broussais dit que les sympathies morbides ne diffèrent des sympathies physiologiques qu'en ce qu'il y a plus d'irritation transmise dans les premières que dans les secondes. Il est curieux de voir comment M. Miquel s'y prend pour combattre cette vérité; laissons-le parler lui-même. « Il est faux que les sympathies morbides ne soient que l'exagération des sympathies physiologiques.... Voyez les vomissemens qui ont lieu dans la néphrite, dans l'opération de la cataracte; voyez la guérison d'une goutte sereine par un vomissement; voyez tous les accidens hystériques et les phénomènes de l'*aura epileptica!* Quel rapport ont ces phénomènes avec ceux de la santé? N'y a-t-il là qu'un degré d'irritation supérieur à celui des sympathies physiologiques? »

Le lecteur ne comprend peut-être pas très-bien le sens de cette objection; c'est qu'en effet elle n'est pas présentée d'une manière bien intelligible. On ne voit pas trop, au premier abord, comment les vomissemens qui surviennent dans la néphrite et dans l'opération de la cataracte, la guérison d'une amaurose par le vomissement, les accidens hystériques et les phénomènes de l'*aura epileptica*, comment, dis-je, tout cela prouve que les sympathies morbides ne sont pas l'exagération des sympathies physiologiques. M. Miquel a-t-il voulu prétendre que les reins, les yeux et le cerveau n'exercent pas d'influence sympathique sur l'estomac et n'en reçoivent aucune de cet organe, que l'utérus et l'encéphale ne sont pas liés par des sympathies, etc.? Cela serait par trop fort, et je ne crois pas que telle ait été sa pensée; ce qu'il ajoute, d'ailleurs, l'explique en partie d'une toute autre manière. Si je l'ai bien compris, M. Miquel, en citant les faits indiqués, a eu l'intention de nous dire : « Voilà des sympathies pathologiques, il faut que vous m'en montriez de semblables, et seulement à un degré moindre parmi les sympathies physiologiques, si vous voulez me convaincre que les premières ne sont que l'exagération des secondes. » Mais, me voilà forcé de lui demander si c'est bien sérieusement qu'il nous fait une pareille objection. Quoi ! il faut que nous lui montrions le rein, le cerveau et l'œil provoquant dans l'exercice paisible de leurs fonctions des vomissemens physiologiques, les contractions normales de l'estomac éclaircissant la vue, et l'utérus et le cerveau déterminant, dans l'état de santé, des phénomènes analogues à ceux de l'hystérie et de l'épilepsie, pour qu'il consente à admettre que les vomissemens produits par la néphrite et par l'opération de la cataracte, les symptômes de l'hystérie et l'*aura epileptica*, ne sont autre chose que l'exagération de l'action normale et sympathique des organes dont ils annoncent le trouble! Allons, allons; M. Miquel plaisante. Il sait bien que les symptômes, même locaux, d'une irritation, changent à mesure qu'elle acquiert de l'intensité; il sait, par exemple, qu'une légère excitation du cerveau rend les idées plus faciles, qu'en augmentant un peu cette excitation, on produit l'insomnie; qu'en l'élevant encore, bien que sa nature reste la même, on détermine la pesanteur de tête et la paresse de l'intelligence, puis la céphalalgie, puis le délire, les convulsions, le coma, la stupeur musculaire, et enfin la paralysie. Il a, par conséquent, dû se dire plus d'une fois, qu'il n'était pas besoin que des sympathies morbides ressemblassent à des sympathies physiologiques pour les juger de même nature, et qu'il suffisait pour cela de les avoir vues se succéder dans une même irritation dont on avait pu suivre l'accroissement progressif. Encore une fois, c'est une plaisanterie que M. Miquel a voulu faire.... Si pourtant il parlait sérieusement!.... Et pourquoi non? M. Miquel a tellement l'habitude d'éplucher des mots, qu'il est bien possible qu'il se soit dit : « La nouvelle doctrine enseigne que les sympathies morbides *ne diffèrent* des sympathies physiologiques qu'en ce qu'il y a plus d'irritation transmise dans les premières que dans les secondes; donc elle enseigne que les sympathies morbides *ne sont que l'exagération* des sympathies physiologiques; donc, au degré près, celles-ci devraient être *semblables* à celles-là : or, cela n'est pas; donc

la doctrine physiologique enseigne une erreur.»
Oh! si c'est là le raisonnement qu'a fait M. Miquel, décernons-lui la palme de la chicane, il l'a bien méritée.

A l'entendre pourtant, tous ses argumens sont péremptoires, ses preuves irrésistibles, ses démonstrations évidentes et mathématiques. Écoutez-le, par exemple, réfutant la proposition qui enseigne que les nerfs sont les seuls agens de transmission des sympathies ; c'est par des objections *capitales* qu'il va la renverser. Mais regardez d'un peu près ces prétendues objections capitales, et vous ne tarderez pas à vous apercevoir que

> La montagne en travail enfante une souris.

L'une de ces objections consiste à dire « que des organes dans lesquels *on n'a pas encore pu* démontrer la présence des nerfs, tels que les os, les cartilages, les ligamens, provoquent, dans l'état morbide, des sympathies manifestes; » et l'autre, « que les nerfs eux-mêmes, lorsqu'ils sont affectés, comme dans les névralgies, n'en provoquent souvent aucune. » Quelle science profonde! quelle puissante dialectique!.... On n'a pas encore pu démontrer la présence des nerfs dans les os et les ligamens, et vite M. Miquel en conclut qu'il n'y en a pas et raisonne dans cette hypothèse; on connaît à peine les maladies des cartilages, et dans les cas où l'on *suppose* ces organes affectés, on sait qu'ils ne provoquent pas de sympathies tant que le désordre n'envahit pas les tissus voisins, et M. Miquel, qui certainement n'a jamais vu de cartilages malades, affirme avec assurance qu'ils excitent des sympathies lorsqu'ils sont irrités; enfin, un écolier de deux jours sait que les nerfs sont les conducteurs *passifs* du sentiment et du mouvement, et par conséquent de l'irritation et des sympathies, et M. Miquel, qui apparemment n'est pas obligé de le savoir, M. Miquel, qui croit sans doute que les nerfs doivent être les agens des sympathies, parce qu'ils en sont les conducteurs, M. Miquel s'étonne que ces organes, lorsqu'ils sont enflammés, ne provoquent pas toujours des sympathies, et décide bravement qu'ils n'en peuvent par conséquent pas être les conducteurs. On ne peut qu'admirer une pareille manière de raisonner. Je me demande après cela comment il se fait que M. Miquel n'ait pas encore eu l'idée de réfuter Barême. Il y a pourtant là une belle moisson de gloire à recueillir; il ne faut qu'un peu de courage, et ce n'est pas là ce qui manque à M. Miquel.

Comme s'il voulait préluder à ce grand œuvre cependant, notre confrère déjà prodigue à chaque pas les raisonnemens par chiffres, pour lesquels il paraît avoir une prédilection toute particulière. Cela ne lui réussit pas toujours, ainsi que nous l'avons vu précédemment ; mais il est impossible que cela ne fasse pas, par-ci, par-là, quelques dupes, parce qu'une erreur habillée de nombres fascine aisément les yeux et en impose souvent pour une vérité. Et puis quelle satisfaction pour un auteur de pouvoir dire qu'il a démontré *mathématiquement!* comme cela chatouille agréablement son amour-propre! Quel air de supériorité cela lui donne sur ses adversaires! Je voudrais bien voir M. MIQUEL, lorsqu'il vient d'achever une de ses démonstrations mathématiques. Je me le représente, comme le poëte parvenu, à force de marteler sa muse, à forger les quatorze rimes d'un sonnet, admirant son génie, et regardant d'un œil de pitié ses rivaux dans l'art d'aligner les mots : la démarche fière, le front haut et rayonnant, le regard superbe, les joues bouffies, la lèvre supérieure légèrement soulevée vers ses angles, et un air de triomphe et de contentement répandu sur toute sa personne. C'est dans ces momens, sans doute, que M. MIQUEL laisse échapper les dédaigneuses épithètes dont il accable les pauvres partisans de la nouvelle doctrine, et qu'il qualifie les uns, d'hommes sans jugement, sans volonté, sans spontanéité, de serfs attachés à la glèbe physiologique; les autres, d'enthousiastes aveugles et de fanatiques, et tous, d'échos serviles de M. Broussais. Mais laissons là les airs de M. Miquel et ses galanteries, et reprenons le cours de nos discussions.

Je disais donc que M. Miquel aime beaucoup les raisonnemens par chiffres, et en cela je l'admire, car ce sont des ingrats qui ne répondent pas du tout à son amour. Il y a donc recours pour combattre le principe fondamental de la révulsion. Ce principe est connu de tout le monde, c'est celui qui établit que l'irritation révulsive, pour être efficace, doit être plus forte que l'irritation morbide. On va voir comment M. Miquel s'y est pris pour essayer de l'ébranler.

« Si cette théorie est vraie, dit-il, on ne doit pouvoir révulser une inflammation qu'en produisant une inflammation plus intense. Ainsi, par exemple, pour guérir une blennorrhagie en révulsant l'irritation sur les voies digestives, il faut nécessairement enflammer l'estomac : supposez donc que la membrane muqueuse urétrale soit enflammée comme 5 ; pour la guérir par révulsion, il faudra que vous enflammiez l'estomac au moins comme 6. Voilà donc tous les malades qui, en remplacement d'une blennorrhagie, auront une gastrite bien conditionnée. Or, l'iode, le poivre cubèbe, et le baume de Copahu guérissent la blennorrhagie sans donner de gastrite; si donc, comme vous le prétendez, ils guérissent par révulsion, votre principe est faux; il est évident qu'une irritation faible peut en révulser une plus forte. »

Avant de répondre à M. Miquel, posons quelques faits.

Premièrement, il est incontestable qu'à douleur, rougeur, chaleur et tuméfaction égales, une inflammation de la peau, qui occupe deux pieds de la surface de cette membrane, est beaucoup plus forte que celle qui est bornée à un pouce d'étendue.

Secondement, il est hors de doute que de deux inflammations d'égale étendue, et dans lesquelles l'appel des fluides est le même, c'est la plus douloureuse qui est la plus forte.

Troisièmement, on ne peut nier non plus qu'une inflammation qui colore en rouge foncé le tissu qu'elle affecte, ne soit plus forte que celle qui appelle à peine le sang dans la partie, la douleur et l'étendue étant les mêmes dans l'une et dans l'autre.

Il résulte donc de ces vérités d'observation, contre lesquelles tous les sophismes de M. Miquel viendront se briser, que pour apprécier l'intensité d'une irritation quelconque et la comparer sous ce rapport avec une autre, il faut toujours tenir compte, autant que possible, de l'étendue qu'elle occupe, de la douleur qui l'accompagne, et de la quantité de sang ou d'autres fluides qu'elle appelle dans la partie. Peut-être existe-t-il encore d'autres circonstances importantes à noter, telles que la vitalité des tissus, la nature des irritans, pour arriver à cette appréciation, mais la connaissance de celles que nous avons signalées suffit à notre but.

Ceci posé, il est facile de concevoir comment, sans que le principe fondamental de la révulsion cesse d'être vrai, on peut révulser l'inflammation d'un tissu sans en enflammer un autre. Il suffit d'irriter celui-ci plus douloureusement que le tissu malade, ou d'y déterminer un appel beaucoup plus considérable de fluides non sanguins, ou enfin de l'irriter dans une plus grande étendue. Supposez, en effet, qu'une irritation douloureuse comme 1 équivale à une irritation étendue comme 10, et celle-ci à une irritation appelant des fluides comme 20, il est évident qu'une irritation étendue comme 200, bien que sans douleur et sans appel de fluides, pourra révulser une irritation douloureuse comme 10, et appelant des fluides comme 100. Eh bien! tel est précisément le cas de la révulsion opérée sur les voies gastriques par l'iode, le poivre cubèbe et le baume de Copahu, dans la guérison de la blennorrhagie. L'urètre est irrité comme 5, je suppose, sous le rapport de la douleur, comme 50 sous celui de l'appel des fluides, et dans une étendue égale à 1 ; les médicamens cités irritent une surface cent fois plus étendue, et bien que l'irritation qu'ils produisent soit sans douleur et sans appel appréciable de fluides, comme on ne saurait la nier, puisqu'à plus forte dose, ces agens provoquent des vomissemens et des selles ou enflamment la membrane gastro-intestinale, il reste démontré *mathématiquement*, pour parler le langage de M. MIQUEL, que cette irritation est plus forte que celle de l'urètre ; qu'elle peut, par conséquent, la révulser ; que c'est, en effet, par ce mode de médication qu'elle la fait disparaître ; en un mot, que l'iode, le poivre cubèbe et le baume de Copahu guérissent la blennorrhagie par révulsion. Appliquez à l'appel des fluides qui accompagne une irritation, le raisonnement que nous venons de faire pour l'étendue qu'elle occupe ; tenez compte, dans certains cas, de ces deux conditions, et vous verrez se rattacher sans effort à la théorie de la révulsion, et les guérisons de pleurites par des sueurs abondantes, et celles des érysipèles ou des angines par les évacuations de toute espèce que provoque un vomitif, et celles des rhumatismes par l'irritation étendue et les selles nombreuses excitées par les purgatifs, etc.

Vienne nous dire maintenant M. Miquel que l'irritation n'est pas un être matériel dont on puisse mesurer l'étendue, et qu'elle n'est autre chose que l'état d'un tissu irrité, nous lui répondrons, ce que du reste il sait parfaitement bien, mais ce qu'il feint à dessein de ne pas comprendre, que, quand nous disons qu'une irritation est plus forte qu'une autre, nous voulons dire que tel tissu est plus irrité que tel autre, ou, en d'autres termes, que l'action organique est plus augmentée dans celui-ci que dans celui-là, ou en d'autres termes encore, que l'influx nerveux et l'abord des fluides blancs et sanguins sont plus considérables dans cet organe que dans cet autre; que, quand nous disons que l'irritation révulsive, pour être efficace, doit être plus forte que l'irritation morbide, cela signifie que, pour faire qu'un tissu irrité cesse de l'être, il faut en irriter un autre plus fortement que lui; enfin, que, quand nous disons que l'irritation qui occupe la plus grande étendue, celle qu'accompagne un abord plus considérable de fluides, soit qu'ils s'épanchent au dehors, soit qu'ils restent emprisonnés dans les mailles du tissu, celle qui est la plus douloureuse, et celle qui provoque la nutrition exagérée de l'organe dans lequel elle a son siége, sont plus fortes que les irritations qui offrent les conditions contraires, nous voulons dire qu'un tissu est plus irrité lorsqu'il l'est dans l'étendue d'un pied, que lorsqu'il ne l'est que dans l'étendue d'un pouce; lorsque six onces de sang ou d'autres fluides l'engorgent ou baignent sa surface, que lorsqu'il n'en reçoit que quelques gros de plus que dans l'état normal; lorsqu'il est pénétré par une très-grande quantité de fluide nerveux, que lorsqu'il l'est par une faible dose; enfin, lorsqu'il acquiert un développement trop considérable, que lorsque son accroissement reste stationnaire. Nous ne faisons donc pas un être de l'irritation; mais nous n'en faisons pas non plus une abstraction, ainsi que le fait M. Miquel; c'est pour nous *un mot* qui exprime *le fait* de l'augmentation de l'action organique d'un tissu. Tout ce que nous disons de l'irritation se rapporte au fait matériel qu'elle représente, et les épithètes que nous lui associons peignent des particularités toutes matérielles de ce fait.

La puissance des chiffres de M. Miquel est donc encore une fois en défaut; elle vient se briser de nouveau contre la solidité du principe fondamental de la révulsion. Mais une chose bien digne de remarque, c'est que telle est la justesse et la vérité de ce principe, que M. Miquel l'adopte malgré lui, à son insu, et au moment même où il croit le renverser. En effet, il tire des raisonnemens que nous avons combattus, cette conséquence, que l'action du baume de Copahu est spécifique, et que ce médicament ne guérit pas l'urétrite par révulsion. « Pour que l'on pût admettre, dit-il, qu'il guérit par ce mode d'action, il faudrait qu'il enflammât l'estomac. » N'est-ce pas faire l'aveu positif, n'est-ce pas reconnaître que, pour révulser une irritation morbide, il faut produire une irritation artificielle plus forte? Et, comme pour rendre son adhésion à ce principe moins douteuse, il cite en exemple de véritable révulsion la guérison d'une ophthalmie par le vésicatoire. M. Miquel rend donc à la vérité de la théorie que nous défendons un hommage qui, pour être involontaire, n'en est pas moins réel, mais qui le met évidemment en contradiction avec lui-même, puisque son but est de prouver, ainsi que nous l'avons déjà dit, qu'une irritation faible peut en révulser une plus forte. Je ne rappellerai, en passant, que c'est de l'action du baume de Copahu et du poivre cubèbe que M. Miquel déduit cette dernière conséquence, que parce que c'est une occasion de faire remarquer un nouvel échantillon de la logique de ce médecin. Suivant lui, l'action de ces médicamens est spécifique; dans son opinion, par conséquent, elle n'est pas révulsive, et pourtant cela ne l'empêche pas d'en tirer une conclusion contre la théorie de la révulsion, avec laquelle elle n'a pour lui aucun rapport. Mais j'aurais trop à faire si je voulais signaler tous les paralogismes de M. Miquel; c'est déjà bien assez d'avoir à réfuter ses erreurs.

Quelques partisans de la nouvelle doctrine, tout en reconnaissant que l'irritation révulsive, pour être efficace, doit être plus forte que l'irritation morbide, admettent en même temps, avec M. Miquel, qu'une irritation faible peut en révulser une plus forte. Il est pourtant bien évident que ces deux propositions se repoussent; l'une ne saurait être vraie, sans que l'autre soit fausse; elles se détruisent mutuellement, puisqu'elles sont contradictoires. Que dirait-on d'un physicien qui, après avoir posé la loi que, dans la chute des corps graves à la surface de la terre, la vîtesse du mouvement croît proportionnellement au carré des temps, ajouterait que cependant, dans quelques cas, les corps en tombant parcourent des espaces égaux dans tous les instans de leur chute, que même leur vitesse va quelquefois en décroissant; et voudrait créer une nouvelle loi pour exprimer ces faits? Chacun s'empresserait de lui dire : avez-vous bien analysé les faits sur lesquels vous vous appuyez ? En avez-vous apprécié toutes les circonstances ? Avez-vous tenu compte, par exemple, de la densité des milieux que vos graves ont traversé, du volume de ces corps, des frottemens qui en ont usé la vîtesse, etc. ? Faites-le, et vous ne tarderez pas à vous appercevoir qu'en dépouillant ces faits de toutes leurs circonstances accessoires, ils rentrent dans la loi commune, de même qu'en appréciant à leur juste valeur les circonstances qui les accompagnent, ils s'expliquent tout naturellement, et perdent jusqu'à leur apparence contradictoire. Eh bien! c'est le même langage qu'il faut tenir à M. Miquel et aux médecins qui ont adopté son opinion. Il faut leur dire : vous avez observé des faits dans lesquels une irritation faible vous a paru en faire cesser une plus forte ; mais répondez : si la dernière irritation s'est développée spontanément, qui vous dit que la première n'a pas disparu de même? Etes-vous bien certains qu'il ait existé entre ces deux irritations d'autres rapports que celui d'une simple succession accidentelle ? Quelles preuves avez-vous de l'influence de l'apparition de l'une sur la disparition de l'autre ? Si c'est vous qui avez fait naître la dernière irritation, dites-nous sur quel fondement vous vous appuyez pour la juger plus faible que celle qu'elle déplace ? Connaissez-vous bien d'abord tous les élémens dont se compose l'intensité d'une irritation ? Avez-vous comparé votre irritaton artificielle avec l'irritation morbide, sous les rapports de l'étendue, de la douleur et de l'appel des fluides ? Avez-vous tenu compte de la différence qui existe entre le tissu sur lequel vous avez opéré la révulsion et celui qui était le siége du mal ? Avez-vous réfléchi, par exemple, que l'action organique étant incomparablement plus active dans la peau que dans un os, une irritation en apparence plus faible, sous tous les rapports, dans le premier de ces tissus que dans le second, peut cependant être plus forte en réalité ? Quand vous aurez fait tout cela, vous ne direz probablement plus qu'une irritation faible peut en révulser une plus forte; tous les faits qui tendaient à vous le faire croire auront été rattachés par vous à la loi générale, ou rangés parmi les exceptions jusqu'à ce que vous trouviez à les classer.

Trop d'empressement à vouloir expliquer certains faits obscurs, a souvent nui à la nouvelle doctrine, et d'adroits critiques, à la tête desquels se place sans contredit M. Miquel, ont su faire retomber sur cette doctrine en masse la défaveur qu'il leur était facile de jeter sur plusieurs explications forcées de quelques faits de détail. C'est ainsi que la prétention de rendre compte de l'action inexplicable du quinquina dans les fièvres intermittentes, et du mercure dans la syphilis, par la théorie de la révulsion, donne à M. Miquel, dans cette partie de sa critique, des avantages dont il tire habilement parti. Mais que les médecins physiologistes soient assez sages pour renoncer à des explications évidemment insuffisantes; qu'ils sachent douter, ignorer même, quand les faits les abandonnent, et ils n'éprouveront plus de ces échecs qui, bien que faibles, nuisent à leur belle cause, et que font sonner bien haut leurs fiers antagonistes.

Mais si M. Miquel a quelquefois raison, c'est dans des questions de si mince importance, et cela lui arrive si rarement, que la doctrine physiologique n'en saurait recevoir aucune atteinte. Chaque fois qu'il attaque, au contraire, une des grandes vérités que cette doctrine enseigne, comme il ne sait le faire qu'en chicanant sur les mots, disséquant les phrases, niant contre toute évidence, affirmant lorsqu'il faudrait prouver, tronquant, dénaturant ou torturant les faits quand il ne les ignore pas complètement, notre confrère échoue dans sa tentative. Aux preuves nombreuses que j'en ai déjà données, qu'il me soit permis d'en ajouter encore quelques autres; on a tant vanté l'ouvrage de M. Miquel, qu'on est parvenu à lui faire une sorte de réputation, et je crois qu'il importe de montrer toute la faiblesse des bases sur lesquelles repose cette réputation de contrebande. Mais, pour abréger, je m'abstiendrai maintenant de toute discussion qui ne sera pas d'absolue nécessité.

Sans donc aborder au fond la question tant agitée de savoir si les fièvres essentielles des auteurs dépendent de la gastro-entérite, je me bornerai à accompagner de courtes réflexions les argumens à l'aide desquels M. Miquel prétend réfuter cette opinion.

Le premier de ses argumens consiste à dire que la désorganisation cancéreuse de l'estomac ou de l'intestin ne donnent pas lieu aux symptômes des fièvres essentielles, et que, par conséquent, il n'est pas rationel d'attribuer les grands désordres de ces fièvres à une légère phlogose des voies digestives, quand les grandes ulcérations cancéreuses des mêmes parties ne provoquent que de faibles mouvemens pyrétiques. Que M. Miquel veuille bien se donner la peine d'appliquer son beau raisonnement aux affections du poumon et du foie, et il arrivera à cette conséquence, dont tout le monde sentira l'absurdité : que l'inflammation aiguë d'une portion de ces organes ne peut pas être regardée comme la cause des symptômes graves de la pneumonie ni de l'hépatite, puisque les vastes excavations tuberculeuses et l'engorgement squirrheux de toute la masse du foie ne provoquent que de faibles mouvemens pyrétiques. C'est pour la trentième fois peut être que cette futile objection est réfutée; vous verrez que cela n'empêchera pas M. Miquel de la reproduire.

Une seconde preuve, suivant lui, que les fièvres essentielles ne dépendent pas de la gastro-entérite, c'est que les blessures de l'estomac et des intestins qui, dit-il, enflamment certainement ces organes, produisent des symptômes qui n'ont aucune analogie avec ceux de ces fièvres On voit que, fidèle à l'une de ses habitudes chéries, quand M. Miquel ne sait pas, il suppose. Pour toute réponse, apprenons-lui donc que les blessures dont il parle guérissent en général sans donner lieu à des symptômes inflammatoires, quand elles ne sont pas accompagnées d'épanchement de sang ou de matières fécales dans la cavité du péritoine, et que, dans les cas où cet épanchement existe, dans ceux où la plaie est très-étendue, les symptômes qui se manifestent sont ceux de la *péritonite*. Les symptômes de ces blessures ne sont donc, dans aucun cas, comparables avec ceux des fièvres essentielles : voilà ce que M. Miquel se fût dit sans doute, s'il eût moins consulté son imagination que les faits.

C'est encore aux faits qu'il faut le renvoyer,

pour lui apprendre que, malgré toutes ses dénégations, il est bien certain que l'inflammation aiguë et l'ulcération de la membrane muqueuse gastro-intestinale existent souvent sans douleur, ce qui ne les empêche pas de provoquer un aussi grand nombres de sympathies que lorsque la douleur les accompagne, et que tous les jours on voit succomber des individus qui n'ont témoigné, pendant la vie, aucune douleur abdominale, et à l'ouverture desquels on trouve les intestins fortement enflammés et remplis d'ulcérations. Ces faits ont été constatés un si grand nombre de fois, depuis quelques années, que tous les médecins qui ont lu les pages où M. Miquel les révoque en doute, sont convaincus que ce médecin ne voit pas de malades, et n'a jamais fait d'autopsies cadavériques.

Les *bons effets* de l'émétique, au début des fièvres essentielles, fournissent un autre argument à notre confrère, contre l'opinion qui place la cause de ces fièvres dans l'inflammation des voies digestives...... Oui, lecteur, les bons effets de l'émétique! Vous aviez peut-être la bonhomie de croire que c'est aux accidens funestes qui suivent si fréquemment l'emploi de ce médicament, qu'est due sa proscription presque générale du traitement de ces maladies. Erreur, erreur! Demandez plutôt à M. Miquel.

Il vous prouvera clair comme le jour, car il prouve tout ce qu'on veut, M. Miquel, que l'émétique guérit dix-neuf fois sur vingt lorsqu'il est administré au début des fièvres. Mais pourquoi donc, direz-vous, y a-t-on si généralement renoncé s'il est si utile? Je n'en sais rien; mais il faut croire que ce sont les nombreux succès que l'on devait journellement à son usage qui ont épouvanté ceux qui les obtenaient, et il me paraît probable que si ce médicament est aujourd'hui cent fois moins employé qu'il y a douze ans, si les adversaires mêmes de la nouvelle doctrine ne le prescrivent qu'avec crainte, c'est parce qu'on a peur de faire trop de bien aux malades et de les guérir trop vite et trop souvent. Cela vous paraît peut-être bizarre, absurde; c'est précisément pour cela que vous n'en devez pas douter; demandez plutôt à M. Miquel. Et comment ne guérirait-il pas, administré au début des fièvres? A cette époque de la maladie; l'estomac n'a pas eu le temps de contracter l'inflammation, dit M. Miquel; il ne participe encore que faiblement au trouble général, et *l'ébranlement que le vomissement communique à l'économie toute entière, faisant cesser le malaise de tout le système, celui de l'estomac cesse et se dissipe comme celui de tous les autres organes.* Vous comprenez, j'espère; l'émétique fait vomir, le vomissement ébranle l'économie, l'ébranlement de l'économie fait cesser le malaise de tout le système : comme l'estomac fait partie de l'économie et du système, son malaise se dissipe aussi, et voilà pourquoi l'émétique guérit si bien les fièvres. Certes, M. Miquel a bien raison de s'écrier : *Voilà des explications naturelles ;* et je trouve qu'il faudrait qu'une fièvre essentielle fût bien entêtée pour résister à d'aussi bonnes raisons.

Mais parlons sérieusement. On semble s'être donné le mot pour toujours déplacer la question; on feint de croire que les partisans de la nouvelle doctrine nient que l'émétique puisse jamais être utile : et qu'ils le regardent même comme toujours dangereux. Eh! messieurs les *anti-physiologistes,* un peu de bonne foi dans vos discussions, si cela vous est possible. Nous ne contestons pas l'utilité de l'émétique dans quelques cas; nous disons seulement qu'il est souvent nuisible; que l'on ne possède pas encore tous les signes qui en permettent ou en contr'indiquent l'emploi : que par conséquent son administration est souvent hasardeuse; qu'il vaut mieux s'en abstenir dans les cas douteux que de s'exposer à nuire en y ayant recours; enfin qu'on ne doit le prescrire que lorsqu'on a la certitude qu'il produira de bons effets. Vous, messieurs, vous faites, de ce médicament, le plus efficace en même temps que le plus bénin des agens de la thérapeutique ; vous avouez cependant qu'administré mal à propos il produit de funestes effets, mais cela ne vous empêche pas d'ériger son emploi en précepte banal, laissant à l'habileté ou plutôt au bonheur du médecin le soin de démêler les circonstances où il doit en faire usage ou s'en abstenir. Nos opinions sur l'usage de ce médicament diffèrent donc des vôtres, en ce que nous voulons qu'on ne l'emploie qu'à coup sûr, et que vous en abandonnez presque l'administration au hasard. Toute la question est là : il ne s'agit pas de dire vaguement que l'émétique est utile ou qu'il nuit, ni de citer des faits à l'appui de l'une ou l'autre de ces assertions ; il faut apprendre aux médecins à reconnaître à l'avance les cas où ce médicament peut être avantageux, et ceux dans lesquels il aurait des inconvéniens. Or, c'est là ce que la nouvelle doctrine s'efforce de faire ; déjà vous le savez, elle est parvenue à préciser un assez bon nombre de ces cas, et s'il vous en coûte de lui rendre justice sur ce point, ayez au moins la pudeur de ne pas vous targuer contre elle des succès que vous devez à l'observance des préceptes qu'elle a tracés. Sans doute, hors ces cas signalés par elle, l'émétique peut encore être quelquefois salutaire; des faits nombreux l'attestent, et ce n'est pas nous qui nions jamais les faits; mais il produit souvent aussi des effets funestes, et, encore une fois, les signes vous manquent comme à nous pour prévoir le résultat; et là où le doute commence, la sagesse recommande de s'abstenir. C'est au médecin à savoir reconnaître l'opportunité, dites-vous alors; le tact du praticien exercé ne le trompe jamais. Le tact du praticien exercé!..... Est-ce donc là ce que vous appelez un précepte? En attendant que chaque nouveau docteur acquière cette faculté divinatoire, combien d'erreurs funestes ne pourra-t-il pas commettre? Au prix de combien de victimes l'avez-vous même achetée, si vous la possédez aujourd'hui dans toute sa plénitude? Et vous osez blâmer les médecins physiologistes de la circonspection qu'ils conseillent? Et vous trouvez mauvais qu'ils s'efforcent de substituer des règles sûres de conduite à ce tact intransmissible et que l'on ne peut acquérir qu'en s'éclairant par des revers. Vous n'avez donc jamais ressenti cette angoisse pénible qu'éprouve le vrai médecin, lorsqu'auprès d'un malade gravement affecté il ne trouve rien, ni dans les préceptes de l'art, ni dans les souvenirs de son expérience, qui l'éclaire sur le parti qu'il doit prendre? Les tourmens de l'incertitude, après une prescription hasardée, ne vous ont donc jamais causé de longues et fatigantes insomnies ? En retrouvant un cadavre sur ce lit où vous aviez laissé la veille un homme plein de vie, votre cœur ne s'est-il pas quelquefois serré à l'idée cruelle que peut-être vous aviez contribué à sa mort, et n'avez-vous pas alors en secret gémi sur l'imperfection de votre art? Si vous n'êtes pas étranger à ces émotions et si vous en redoutez les douloureuses atteintes, souffrez que nous cherchions à les épargner à d'autres, en leur inspirant une salutaire répugnance contre toute médication incertaine. Un médecin, dont le nom m'échappe, renonçant à l'exercice de son art à un âge où il pouvait encore rendre des services, donnait pour unique motif de sa retraite qu'il était las de deviner des énigmes. Ce mot, plein de vérité, donne une idée parfaite de ce qu'était l'exercice de la médecine il y a douze ans, et de ce qu'il est encore pour beaucoup de praticiens dont on vante le savoir. Eh bien! la doctrine physiologique a entrepris de remplacer les énigmes par des dogmes, et les devins par des hommes qui raisonnent; ce but, elle saura l'atteindre, en dépit de la ligne des routiniers et des ergoteurs. Revenons à M. Miquel.

Passant ensuite aux preuves anatomiques, ce médecin commence par déclarer que s'il faisait des ouvertures de cadavres dans la vue d'y trouver des témoignages contre la doctrine de M. Broussais, il se défierait tellement de lui-même, qu'il n'oserait rien conclure de ce qu'il aurait observé. Cette précaution oratoire n'est pas maladroite. Notre confrère a parfaitement senti combien il était téméraire à lui d'oser attaquer une doctrine qui repose en partie sur l'anatomie pathologique, lorsque cette science lui est totalement étrangère. Il a cherché à en prévenir le reproche ou à l'émousser s'il lui était adressé, en prétextant qu'on pourrait, sans injustice, récuser ses preuves et les regarder comme non avenues. Mais pourquoi donc n'a-t-il pas eu les mêmes craintes pour ses preuves physiologiques et thérapeutiques? Ne les a-t-il pas rassemblées dans le but avoué de les opposer à la doctrine de M. Broussais! Sa position n'était-elle pas la même dans un cas comme dans l'autre? Pourquoi donc tant d'assurance d'une part, et tant de défiance de l'autre? Personne ne sera dupe de ce scrupule de modération qui prend tout à coup à M. Miquel; il n'y a pas assez habitué ses lecteurs, et sa phrase presque modeste contraste trop avec le ton tranchant qui règne d'un bout à l'autre de son livre, pour qu'on ne devine pas aussitôt le motif qui l'a dictée. Chacun se dira, que l'auteur n'a pas apporté de preuves anatomico-pathologiques à l'appui de sa thèse, parce qu'il n'en possède pas qui lui soient propres.

Qui ne remarquera pas, en effet, que le chapitre consacré par M. Miquel à l'anatomie pathologique des fièvres, celui dans lequel devaient se trouver le plus de faits et les discussions les plus importantes, puisqu'il s'agit d'une question de localisation de maladies, que ce chapitre, dis-je, est le plus maigre de tout l'ouvrage. On y lit qu'un grand nombre de praticiens ont rapporté des observations de fièvres graves mortelles, à la suite desquelles la dissection n'a montré aucune trace de lésion du canal digestif, etc. (chacun sait que ce grand nombre de praticiens se réduit à cinq ou six, et que les observations ne sont guères plus nombreuses;) on y trouve cité un passage de l'ouvrage de MM. Lerminier et Andral, dans lequel ces médecins disent qu'il est rare de ne rien rencontrer à l'ouverture des cadavres, soit dans le tube digestif, soit dans les autres organes, et cherchent à prouver, non qu'il n'existe jamais de lésions dans les voies digestives à la suite des fièvres, mais qu'il n'en existe pas toujours, et que, dans les cas où on les observe, il n'est pas toujours possible de rattacher à ces lésions les symptômes observés pendant la vie, ce qui est bien loin de la conclusion de M. Miquel ; enfin, il est terminé par une discussion qui sera jugée comme elle le mérite, quand j'aurai dit que notre critique y conteste que les taches brunes et l'épaississement de la membrane muqueuse digestive soient des signes de son inflammation.

Voilà pourtant les faits et les raisonnemens qui conduisent M. Miquel à conclure sérieusement : que la physiologie, la thérapeutique, et l'anatomie pathologique *démontrent* (il a oublié de dire *mathématiquement*) que la théorie de la localisation des fièvres ou de la gastro-entérite est *fausse, insuffisante* et *contradictoire*. Y a-t-il assez de sifflets en France pour accueillir de pareilles prétentions ?

Mais ce n'est pas tout encore. La physiologie, la thérapeutique et l'anatomie pathologique de M. Miquel l'ont conduit à bien d'autres conséquences non moins étonnantes. D'abord, il a découvert qu'il n'y a pas de symptômes locaux d'inflammation gastro-intestinale dans le typhus. Ainsi, de par M. Miquel, défense à tous pathologistes de considérer comme tels : la perte d'appétit, la soif, et le sentiment de serrement et de pesanteur épigastriques que les malades éprouvent au début de la maladie ; le désir des boissons froides et acidules, les nausées et les vomissemens de la seconde période ; les coliques, le météorisme et les selles fréquentes, liquides et fétides, qui surviennent plus tard; enfin l'ardeur brûlante d'entrailles et la sensibilité vive de l'abdomen à la pression qu'on observe à la fin de cette affection. Sa physiologie lui a fait découvrir encore, que l'irritation du cerveau ne peut pas produire l'abattement, la tristesse, la stupeur, la lassitude des membres et la prostration musculaire, et qu'il faut que cet organe soit prostré lui-même pour que la prostration musculaire s'en suive. Avis à MM. Lallemand, Rostan, Georget, Bouillaud, etc., qui ont placé au nombre des symptômes de l'inflammation du cerveau l'hébétude, la stupeur, l'assoupissement et la paralysie progressive ; ils se sont certainement trompés; car puisque la théorie de M. Miquel dit que cela ne peut pas être, il est bien clair que l'observation doit avoir tort. Enfin, sa thérapeutique lui a appris aussi quelque chose, c'est que la saignée serait dangereuse dans la peste, et que personne même n'oserait la conseiller. Quel malheur que Chirac, Bertrand, Massaria, Septalius, Buchan, M. Desgenettes, etc., n'aient pas connu la sentence de M. Miquel! ils n'auraient pas conseillé la saignée dans cette maladie, et ils se seraient bien donné de garde surtout d'en retirer de bons effets, ainsi que cela leur est assez souvent arrivé.

Quant à l'anatomie pathologique, j'ai eu tort de dire qu'elle avait conduit M. Miquel à quelques conséquences curieuses; mais le lecteur, qui sait comme moi que cela n'est pas possible, a bien dû s'apercevoir de suite que je me trompais. N'ai-je pas prévenu que, sur cette partie de la science des maladies, ce médecin est dans l'heureuse impuissance d'avoir tort comme d'avoir raison?

Il est temps d'en finir. J'aurais bien voulu, cependant, demander à M. Miquel le nom du médecin qui a dit que dans la scarlatine, la rougeole et la variole, c'est la gastro-entérite qui produit l'éruption; et, si cette absurdité est de son invention, le prier de nous dire s'il y a de la bonne foi de sa part à en gratifier la nouvelle doctrine, pour la critiquer plus à son aise. J'aurais désiré surtout discuter avec lui la théorie des fièvres intermittentes, et montrer combien il a entassé d'erreurs sur cette matière, quitte à lui faire grâce ensuite de quelques sophismes sur la gastrite chronique, les hémorrhagies, la syphilis et les névroses. Mais j'ai déjà trop long-temps peut-être occupé le lecteur de ces débats, et l'ennui me gagne moi-même à m'escrimer sans cesse contre des subtilités.

Toutefois, il est impossible de laisser sans réponse certain tableau de mortalité publié par

MM. Bousquet et Miquel dans plusieurs journaux de médecine, reproduit par ce dernier dans ses *Lettres*, colporté dans la plupart des salons de la capitale, crié jusque sur les toits, et que l'on aurait volontiers fait annoncer à son de trompe dans tous les carrefours de l'Europe, si cela eût été possible, duquel il résulterait que M. Broussais perd plus de malades que ses confrères, et que par conséquent sa doctrine est meurtrière. Il est de la plus grande importance de détruire cette erreur, qui, propagée depuis plus de deux ans avec tout le zèle de la malveillance, a déjà fait peut-être beaucoup de mal.

J'aurais bien voulu pouvoir compulser les cahiers de visite des cinq années sur lesquelles porte ce tableau de mortalité dont M. Miquel et consorts ont fait si grand bruit : c'était, en effet, le plus sûr moyen de connaître la vérité jusque dans ses moindres détails. Mais malheureusement ces cahiers sont détruits dès qu'ils cessent d'être utiles à la comptabilité, et l'on n'a pu me rassembler que ceux de l'année 1819. Cependant, grâce aux renseignemens que je dois à l'extrême obligeance de MM. les administrateurs du Val-de-Grâce, aux documens précieux que M. le sous-intendant militaire a eu la bonté de me faire remettre, aux rapports mensuels de

M. Broussais à M. Desgenettes sur le service de l'année 1819, rapports que le premier de ces médecins a bien voulu me confier, aux tableaux de mouvement journalier dressés par l'infirmier major et annexés à ces rapports; à force de longues et ennuyeuses recherches sur les cahiers mis à ma disposition; enfin, en comparant et en rectifiant les uns par les autres les résultats puisés dans ces différentes sources, j'ai pu recueillir assez de faits pour renverser l'échafaudage d'erreurs de MM. les *anti-physiologistes*, et pour donner la mesure de la confiance que méritent leurs assertions alors même qu'ils affirment avec le plus d'assurance.

D'abord une erreur des plus graves a été commise par l'auteur déloyal et par les commentateurs partiaux de ce bel acte d'accusation. Cette erreur est telle, que seule elle suffit pour réduire au néant toutes les conséquences que MM. Bousquet et Miquel ont tirées du tableau de mortalité. En effet, ces messieurs ont eu l'injustice de mettre en parallèle des services qui ne sont comparables sous aucun rapport. Ainsi, tandis que M. Broussais n'a jamais eu que des fiévreux dans ses salles, je trouve, en 1819, dans le service de MM. Pierre et Vaidy, un assez bon nombre de galeux, et une salle tout entière (n° 10) qui ne renferme que des prisonniers mangeant les trois quarts. Ensuite, il est évident qu'en 1816 et 1817 les salles de M. Pierre ne devaient contenir que des galeux et des convalescens, puisque la mortalité n'y a été que de 1 sur 193 et de 1 sur 167; qu'en 1816 et 1818, celles de M. Vaidy étaient composées comme en 1819, puisque la mortalité y a été moindre encore (1 sur 27 et 1 sur 28), enfin qu'en 1816, les salles de M. Desgenettes n'étaient pas occupées par des fiévreux seulement, puisque dans cette année ce médecin n'a perdu qu'un malade sur 78. En troisième lieu, M. Vaidy n'a fait le service, en 1819, que pendant un mois, et M. Desgenettes pendant quatre, tandis que M. Broussais a fait la visite pendant les deux tiers de l'année. Dans les autres années, on peut juger approximativement d'après le nombre des sortans de chaque service, que M. Desgenettes n'a fait la visite que pendant deux mois en 1816, trois mois en 1817, un mois en 1818, et M. Pierre pendant quatre mois seulement en 1815; tandis que M. Broussais a toujours fait la sienne pendant huit, neuf et dix mois. Or, je le demande à tout homme de bonne foi, peut-on, d'une part, comparer la mortalité d'un service de fiévreux avec celle d'un service en tout ou en partie composé de galeux et de convalescens; et, d'un autre côté, quand on sait combien la mortalité varie suivant les saisons, et même les mois de l'année, est-il permis d'opposer les résultats d'un, de deux ou trois mois, à ceux des deux tiers ou des trois quarts d'une année ?

Une autre circonstance s'opposait encore à toute comparaison entre le service de M. Broussais et celui des autres médecins du Val-de-Grâce : c'est que ses salles étant consacrées à la clinique, le chirurgien de garde a toujours eu l'ordre d'y envoyer les malades les plus gravement affectés. MM. Bousquet et Miquel objectent à cela que l'ordre existait aussi d'envoyer les maladies graves au médecin en chef, ainsi que le déclare M. le baron Desgenettes, et que, par conséquent, pendant les cinq années comprises dans le tableau, ce n'est pas M. Broussais qui a dû les recevoir, mais bien M. Desgenettes, alors médecin en chef. Comme les deux ordres existaient en même temps, il aurait fallu reconnaître au moins, pour être de bonne foi, que les malades graves étaient partagés entre les services de ces deux médecins, et que par conséquent ces deux services seuls étaient comparables, mais cela n'eût pas été exact encore; car M. Desgenettes n'ayant perdu qu'un malade sur 78, en 1816, il est bien évident que dans cette année du moins on ne lui a pas envoyé les plus graves malades ; ensuite, ce médecin n'ayant fait que neuf à dix mois de service pendant le cours des cinq années sur lesquelles porte le tableau, tandis que M. Broussais, au contraire, a fait quatre ans de visite à peu près dans ce même espace de temps, et presque toujours pendant les interruptions de service de M. Desgenettes, il est incontestable que, pendant presque toute la durée de son service, c'est M. Broussais *seul* qui a reçu les malades les plus grièvement atteints. M. Bousquet prétend qu'il est impossible de diriger ainsi à volonté sur tel ou tel service les malades les plus graves, parce que, dit-il, c'est un employé qui conduit aux places vacantes les malades entrans, sans s'embarrasser de la nature ni de la gravité de la maladie, qu'il est d'ailleurs incapable d'apprécier, puisqu'il n'est pas médecin; mais comme tout le monde sait que, dans les hôpitaux militaires, c'est le chirurgien de garde qui reçoit les malades, son objection tombe d'elle-même. Le service d'aucun médecin du Val-de-grâce n'était donc comparable à celui de M. Broussais pendant les cinq années du tableau de mortalité, ni sous le rapport de la nature des maladies, ni sous celui de leur gravité; il ne l'était pas même toujours sous le rapport de la durée et des saisons pendant lesquelles il a été fait; toutes les conséquences que l'on a voulu tirer de ce parallèle sont donc fausses, et je pourrais me dispenser d'en pousser plus loin la réfutation. Mais je n'ai pas encore assez fait connaître la véracité de MM. Bousquet et Miquel, et je tiens à la mettre dans tout son jour.

On conçoit déjà sans peine pourquoi la mortalité de M. Broussais a dû paraître plus considérable que celle de ses confrères. Une autre erreur est encore venue contribuer à l'augmenter en apparence. Elle consiste en ce qu'on ne lui a tenu aucun compte des hommes évacués de ses salles sur les services des galeux, vénériens ou blessés, et que l'on a calculé sa mortalité en divisant le nombre des sortans par celui des morts, ainsi qu'un tableau venant de l'administration, que j'ai sous les yeux, en fait foi. Or, il est évident que les individus qui sont évacués d'un service de fiévreux sur des services de galeux, de vénériens ou de blessés, ont d'abord été guéris de la fièvre pour laquelle ils étaient entrés à l'hôpital; par conséquent ils doivent être mis sur la même ligne que les sortans, et c'est sur la somme des uns et des autres que la proportion des morts doit être calculée. Si on omet de le faire, il en doit nécessairement résulter des mécomptes qui seront toujours au préjudice des médecins chargés des services exclusivement composés de fiévreux, parce qu'il ne leur revient presque jamais de malades des salles de galeux, vénériens ou blessés, ou que s'il leur en arrive de ces services, ce sont presque toujours des hommes atteints d'affections chroniques graves, qui ne peuvent que grossir leur nécrologe. C'est donc sur M. Broussais surtout que devait peser et que pèse en effet cette erreur; ainsi, en 1819, 119 malades ont été évacués et par conséquent guéris par ce médecin, et on ne lui en a pas tenu compte. On a fait ce calcul: 967 malades sont sortis du service de M. Broussais en 1819, 111 y sont morts; donc la mortalité a été de 1 sur $8\frac{7}{11}$; tandis qu'il fallait dire: ce médecin a guéri 1,086 malades en 1819, il en a perdu 111, sa mortalité a donc été de 1 sur $9\frac{4}{5}$. Il n'est pas douteux que la même erreur n'ait été répétée sur les autres années, car l'administration elle-même n'a pas pu les éviter dans ses calculs de mortalité appliqués à chaque service en particulier, attendu que ces mutations de salles se font sans sa participation et à son insu.

J'entends déjà MM. Bousquet et Miquel me dire que cette erreur ne saurait leur être reprochée sans injustice, puisqu'ils n'en sont pas les auteurs, et qu'ils ont publié le tableau de mortalité tel qu'il leur a été communiqué, sans se permettre d'y faire le plus léger changement. Ainsi donc les voilà réduits à cette position délicate, d'être forcés à se justifier de ne s'être pas rendus coupables de falsification. Juste punition de leurs imputations hasardées! Acceptons cependant leur excuse; mais prions-les de vouloir bien nous donner une explication satisfaisante des faits suivans qui semblent déposer contre eux.

Pourquoi le tableau qu'ils publient annonce-t-il que la mortalité de M. Desgenettes a été de 1 sur 19 en 1815, quand il résulte de celui qui m'a été remis par l'administration du Val-de-Grâce, que ce médecin n'a fait aucun service dans le courant de cette année; qu'elle a été de 1 sur 22 en 1816, quand je vois qu'elle s'est bornée à 1 sur 78; qu'elle ne s'est élevée qu'à 1 sur 20 en 1817, quand je la trouve de 1 sur 14; qu'elle n'a pas dépassé 1 sur 16 en 1818; quand je lis qu'elle a été de 1 sur 12; et enfin qu'elle a été de 1 sur 22 en 1819, quand l'administration déclare qu'elle a été de 1 sur 21?

Pourquoi ce véridique tableau établit-il que la mortalité de M. Pierre s'est élevée, en 1816, à 1 sur 25, quand elle n'a été que de 1 sur 193; à 1 sur 24 en 1817, quand elle s'est bornée à 1 sur 167; pourquoi l'élève-t-il à 1 sur 20 en 1818, lorsqu'elle n'a été que de 1 sur 27; enfin, pourquoi la réduit-il a 1 sur 18 en 1819, tandis qu'elle s'est montée à 1 sur 14?

Pourquoi le tableau de ces Messieurs dit-il que M. Vaidy a perdu 1 malade sur 17 en 1815, 1 sur 24 en 1816, 1 sur 15 en 1818, et 1 sur 12 en 1819, quand le tableau de l'administration prétend que ce médecin n'a perdu que 1 malade sur 20 $\frac{1}{3}$, la première de ces années, 1 sur 27 la seconde, 1 sur 28 la troisième, et 1 sur 22 la dernière; et pourquoi, par une sorte de compensation, MM. Bousquet et Miquel réduisent-ils la mortalité de M. Vaidy à 1 sur 18 en 1817, quand elle a été de 1 sur 14?

Pourquoi, enfin, le tableau de nos délicats confrères porte-t-il la mortalité de M. Broussais à 1 sur 14 en 1817, lorsqu'elle n'a été que 1 sur 16; celle de 1818 à 1 sur 12, quand elle n'est sur le tableau de l'administration que de 1 sur 14, et celle de 1819 à 1 sur 8, au lieu de 1 sur 8 $\frac{1}{2}$?

En résumé, pourquoi, sur vingt nombres dont se compose le tableau de MM. Bousquet et Miquel, ne s'en trouve-t-il que trois de vrais? Si c'est une erreur, comment se fait-il qu'elle n'ait été commise qu'au détriment de M. Broussais, de telle sorte que trois fois sur cinq sa mortalité se trouve grossie, et précisément dans deux des années qui pouvaient lui être favorables; tandis que celle de ses collègues, au contraire, est diminuée dans tous les cas où la comparaison n'eût pas été favorable aux conséquences qu'on en voulait déduire contre la nouvelle doctrine, et accrue chaque fois que sa faiblesse eût pu faire soupçonner qu'une telle mortalité ne pouvait appartenir qu'à des services en partie composés de galeux ou de convalescens, et eût ainsi fait connaître que l'on mettait en parallèle des services non comparables? Ne dirait-on pas que cette erreur, au moins fort singulière, si c'en est une, a été habilement calculée?

Je crains fort que ces Messieurs ne soient très-embarrassés pour répondre à ces questions pressantes. Une seule ressource leur reste donc; c'est de déclarer qu'ils ont été les premiers trompés. Je veux bien les croire encore; mais comment se justifieront-ils d'avoir hasardé une accusation grave, sans se donner la peine de s'assurer de la vérité des faits sur lesquels ils la font reposer. Je n'en vois pas pour eux la possibilité, et je me demande en vain comment ils pourront échapper à l'épithète sanglante, par laquelle on stigmatise les imprudens qui osent accuser sans preuves ou à l'aide de faits controuvés.

Convaincus d'erreur, et peut-être de quelque chose de plus, nos confrères se consoleront, je suppose, en pensant que, leurs imputations ayant beaucoup d'analogie avec celle dont *Beaumarchais* a dit qu'il en restait toujours quelque chose, l'impression qu'elles ont produite pourra bien être affaiblie, mais non pas entièrement effacée. Je ne serais même pas étonné de les voir continuer leur charitable rôle d'accusateurs, en alléguant pour excuse le zèle qui les anime pour le triomphe de ce qu'ils appellent sérieusement les saines doctrines. Quoique vous ayez démontré contre nous, ne manqueront-ils pas de dire, il n'en reste pas moins vrai que M. Broussais a perdu 1 malade sur $9\frac{4}{5}$ en 1819; une telle mortalité est extraordinaire dans un hôpital militaire, et dépose par conséquent contre la pratique de ce médecin. Répondons d'avance à cette accusation.

Sur les 111 malades qui ont succombé dans le service de M. Broussais en 1819, un est mort avant la visite, un autre après une seule visite et un troisième s'est jeté par la fenêtre. Or, comme il s'agit de juger une doctrine et qu'on ne peut pas la rendre responsable de la mort de ces trois individus, il faut commencer par les défalquer du tableau, ce qui réduit la perte à 1 sur 10. Toutefois, cette mortalité serait encore défavorable à la nouvelle doctrine, si nous ne parvenions à l'expliquer; mais il nous suffira de dire, pour que l'on cesse d'être étonné du surcroît de mortalité qui se fait remarquer dans cette année, qu'une épidémie de rougeole a régné dans les mois d'avril et mai sur les soldats de la garnison de Paris, qu'elle a sévi principalement sur les recrues dont plusieurs étaient en même temps atteints de nostalgie ; que, dans les mois cités et dans celui de juin, 72 individus ont succombé, pour la plupart à cette affection ou à ses suites, tandis que, dans les cinq autres mois pendant lesquels M. Broussais a fait le service, il n'a perdu que 39 malades. MM. Bousquet et Miquel ne diront plus sans doute que cette épidémie a dû exercer ses ravages dans les autres services, comme dans celui de M. Broussais ; ils savent maintenant que MM. Desgenettes et Vaidy n'ont pas fait de visites pendant la durée de l'épidémie, que M. Pierre ayant alors un service en partie composé de galeux et de prisonniers, n'a pu recevoir qu'un petit nombre de ces rougeoles meurtrières, et enfin que M. Broussais reçoit les malades les plus graves dans ses salles.

Ces Messieurs n'ont donc pas prouvé, comme ils en avaient conçu le projet et l'espérance, que M. Broussais perde plus de malades que ses collègues. Ont-ils prouvé davantage que la doctrine que ce professeur enseigne soit meurtrière ? On sent assez que cela ne se peut pas, si la première imputation est fausse ; à moins de supposer que les disciples ne fussent pour la plupart plus malheureux que le maître, ce qui, du reste, prouverait peut-être autant contre les élèves que contre la doctrine. Mais, ce que l'on aura peine à croire, c'est que MM. Bousquet et Miquel, pour établir cette assertion, se sont montrés encore moins difficiles sur le choix des preuves qu'ils ne l'avaient fait jusque-là, et n'ont pas hésité à baser une accusation aussi capitale sur une simple supposition.

Des tables nécrologiques extraites des *Recherches statistiques sur le département de la Seine*, ont été consignées à la fin d'une prétendue réfutation de la nouvelle doctrine, publiée par M. Castel, en 1824. Il résulte de ces tables que le nombre des décès a été en croissant dans Paris, depuis le 1er janvier 1816 jusqu'au 1er janvier 1823 ; nous verrons bientôt dans quelle proportion. Mais quelle a été la cause de cette augmentation de décès? c'est ce que les tables ne peuvent pas nous apprendre. MM. Bousquet et Miquel ont décidé dans leur sagesse que c'était la nouvelle doctrine. La conséquence est, comme on le voit, tout-à-fait rigoureuse, et nous devons nous estimer très-heureux que ces Messieurs n'aient pas pensé à attribuer aussi à la médecine physiologique l'accroissement du nombre des enfans trouvés, dont elle est évidemment coupable; ils nous réservent sans doute ce coup pour une autre fois. Examinons en attendant leur belle supposition.

D'abord, s'il est mort deux mille individus de plus à Paris, en 1817 qu'en 1816, la mauvaise foi la plus insigne peut seule en rendre responsable la nouvelle doctrine; car elle ne faisait que de naître alors, et ne comptait peut-être pas encore dix partisans parmi les praticiens de la capitale. En effet, c'est en 1816 seulement qu'a paru le premier *Examen*; M. Boisseau ne commença à en rendre compte qu'en 1817; en 1818, la discussion continuait encore entre ce médecin et M. Broussais, et c'est dans cette année seulement que les vérités qui la composent commencèrent réellement à se répandre. J'en appelle au témoignage de tous les médecins qui, comme moi, ont vu commencer l'aurore de la révolution médicale. Or, comment la nouvelle doctrine pourrait-elle être regardée comme la cause de l'accroissement de la mortalité en 1817, quand il est bien certain qu'elle était à peine connue, adoptée et mise en pratique par quelques médecins? Il y a ou trop de niaiserie ou trop de méchanceté dans une pareille imputation.

Il faut donc renoncer à l'accusation pour l'année 1817. Mais, dans les années suivantes, quelle a donc été cette mortalité si grande dont on voudrait faire peser la responsabilité sur la nouvelle doctrine. La voici : en 1816, il était mort 19,124 individus, et en 1817, 21,124; en 1818, il en a succombé 22,421; en 1819, 22,671; en 1820, 22,464; en 1821, 22,917; et en 1822, 23,282. Voyez un peu quel effrayant accroissement dans le nombre des décès !...... Serait-il bien possible que ces Messieurs fussent de bonne foi en présentant cette augmentation de décès comme une preuve d'accroissement de la mortalité ? Ce serait faire trop d'injure à leur jugement que de le croire. Ils n'ont pas été un seul instant, j'en suis sûr, les dupes de cette conséquence forcée, et n'ont compté que sur la sottise et la crédulité pour lui donner quelque crédit. Ne suffit-il pas, en effet, que la population de la capitale se soit accrue (et quel est l'homme doué d'un peu de sens commun qui ne fasse aussitôt cette réflexion), pour expliquer l'augmentation du nombre des morts! Or, il n'est besoin pour cela que d'admettre que Paris renfermait 155,925 habitans de plus en 1822 qu'en 1816. Cette supposition est-elle donc dénuée de vraisemblance ? Elle le serait certainement pour l'homme de mauvaise foi qui, à l'exemple de MM. Bousquet et Miquel, se bornerait, pour estimer approximativement l'accroissement de la population de Paris, à comparer les tableaux des naissances entre eux et avec ceux de décès. Mais si, comme la raison et la justice indiquent de le faire, on tient compte du grand nombre d'étrangers qui affluent chaque année dans la capitale depuis la paix, de la grande quantité d'habitans des provinces qui sont venus y fixer leur séjour, et de cette masse considérable d'ouvriers que des travaux immenses y appelaient de toutes parts (on évaluait dans les dernières années le nombre des maçons seuls à 60 mille), elle paraîtra certainement au-dessous de la vérité. C'est donc parce que le nombre des habitans a augmenté que le nombre des morts a été plus grand d'année en année (excepté en 1820); mais bien loin que la mortalité se soit accrue, toutes les probabilités tendent à faire croire qu'elle a diminué, et l'examen attentif du tableau vient presque le démontrer. En effet, en 1817 il est mort 2,000 individus de plus qu'en 1816; tandis qu'en 1818, il n'en est mort que 1,297 de plus qu'en 1817; en 1819, 250 seulement de plus qu'en 1818; en 1820, il en a succombé 207 de moins qu'en 1819; en 1821, 453 seulement en plus que l'année précédente; et enfin, en 1822, 365 seulement de plus qu'en 1821, bien que la population n'ait cessé de s'accroître d'une manière prodigieuse chaque année.

Si donc la mortalité n'a pas été en augmentant depuis 1816, s'il est probable qu'au contraire elle a graduellement diminué, la nouvelle doctrine est non-seulement justifiée de l'accusation dirigée contre elle, mais encore elle peut revendiquer une grande part d'influence dans ce précieux résultat. Quelle autre cause en effet aurait pu contribuer aussi puissamment à le produire? N'est-il pas digne de remarque d'ailleurs que la diminution de la mortalité commence en 1818, précisément dans cette année où la doctrine commence à se répandre. Donnons, au reste, une preuve irrécusable de l'heureuse influence que nous lui attribuons.

C'est au Val-de-Grâce que la doctrine a pris naissance, c'est dans cet hôpital que M. BROUSSAIS fait chaque jour, au lit des malades, l'application des préceptes qu'elle enseigne, c'est donc là qu'il faut la juger. Si elle est dangereuse, la mortalité a dû nécessairement s'accroître dans cet hôpital ; si au contraire elle est utile, cette mortalité a dû nécessairement diminuer. Voyons donc quelle était la proportion des morts aux guérisons avant 1815, et ce qu'elle est depuis cette époque ; le tableau suivant va nous l'apprendre.

Tableau de la mortalité du Val-de-Grâce, depuis 1800 jusqu'en 1820, par périodes de cinq années.

De 1800 à 1804 inclus.

Guérisons, 27,880; morts, 1,740. — Proportion, 1 sur 16 $\frac{1}{43}$.

De 1805 à 1809 inclus.

Guérisons, 26,249; morts, 2,401. — Proportion, 1 sur 10 $\frac{15}{16}$.

De 1810 à 1814 inclus.

Guérisons, 58,355; morts, 5,976. — Proportion, 1 sur 9 $\frac{4}{5}$.

De 1815 à 1819 inclus.

Guérisons, 31,803; morts, 1,132. — Proportion, 1 sur 28 $\frac{1}{10}$.

Ainsi, le moins qu'on perdît de malades au Val-de-Grâce avant 1815, c'était 1 sur 16; depuis cette époque, et sous l'influence de la nouvelle doctrine, on n'en perd plus que 1 sur 28. J'ajouterai que de 1800 à 1814, la durée moyenne des traitemens était de dix-sept jours, et que depuis 1815 elle n'est plus que de quatorze. Ces résultats n'ont pas besoin de commentaires, ils parlent plus haut que tous les raisonnemens. Que MM. Bousquet et Miquel inventent mille suppositions, qu'ils invoquent toutes les circonstances imaginables pour expliquer pourquoi, pendant quinze années de suite, on a constamment perdu plus de malades au Val-de-Grâce que depuis 1815, et pourquoi la durée moyenne des maladies était plus longue alors qu'elle ne l'est depuis cette dernière époque, ils ne parviendront jamais à détruire cette vérité importante, savoir : que la médecine physiologique a diminué la mortalité et qu'elle abrège la durée des maladies.

Laissons donc les détracteurs de cette doctrine, qui feignent d'en méconnaître les immenses avantages et les progrès continuels, répéter à l'envi que son règne va finir; laissons-les, prophètes crédules ou trompeurs, prédire le jour de sa chute dont ils ne seront pas témoins : aussi facilement qu'elle résiste à leurs impuissantes attaques, elle fera mentir leurs risibles prédictions. Non, le temps ne la renversera pas comme ces doctrines éphémères sur les débris desquelles elle s'est assise. Chaque jour au contraire, lui apportant de nouveaux faits et la débarrassant de quelques erreurs dont elle n'a pas encore su s'affranchir, viendra confirmer les grandes vérités qu'elle proclame, corriger ses imperfections, et l'affermir de la sorte sur des bases de plus en plus inébranlables. Mais dût-elle même tomber un jour devant une doctrine plus parfaite, qu'élevée comme elle l'est, au-dessus des théories surannées et disparates qu'elle a remplacées, autant que la chimie de Lavoisier au-dessus de la science des alchimistes, il faudrait encore l'adopter comme un progrès et chercher à la répandre comme un bienfait.

Je m'arrête. J'en ai dit assez pour la défense de la nouvelle doctrine, et pour mettre à même d'apprécier ses principaux adversaires sous plusieurs rapports. Ma première intention avait été de comprendre l'ouvrage de M. Castel dans cette réfutation; mais après l'avoir lu j'ai dû renoncer à ce projet. Dans les *Lettres* de M. Miquel on trouve du moins de la clarté, quelques critiques raisonnables, des plaisanteries de bon goût, de l'esprit, et du talent pour la discussion; il n'a réellement manqué à ce médecin pour rendre son travail tout-à-fait remarquable, qu'un peu plus de science, une logique plus sévère, un peu de bonne foi, et une meilleure cause. Mais la brochure de M. Castel, je la donne à lire en pénitence à tous les adversaires de la nouvelle doctrine.

L. Ch. Roche.

RÉPONSE DE M. MIQUEL

A L'ARTICLE PRÉCÉDENT.

Je suis trop ami du droit d'examen et de la liberté des discussions, pour me plaindre des critiques dirigées par M. Roche contre mon ouvrage sur la doctrine de M. Broussais, si ces critiques étaient purement scientifiques. Mais lorsque, en accordant à un auteur de l'esprit et du talent, on lui conteste la *science* et la *bonne foi*, il doit tenir à se justifier d'un pareil reproche, car sans ces qualités, son esprit et son talent ne serviraient qu'à exciter la défiance du public. La défense n'est pas, dans ce cas, une simple affaire d'amour propre; c'est une affaire d'honneur.

En publiant mes *Lettres à un médecin de province*, j'avais soigneusement évité tout ce qui eût pu avoir seulement l'apparence d'une injure ou d'une personnalité : tout ceux qui les ont lues, même les *pyhsiologistes* (M. Broussais excepté), m'avaient rendu justice sous ce rapport. J'avais eu occasion de parler, en passant, de quelques théories de M. Roche, et je les avais combattues en loyal adversaire, sans entrer aucunement dans les intentions de l'auteur, sans lui imputer le dessein prémédité de tromper le public. Je ne sais pourquoi M. Roche a cru devoir prendre un ton différent. Il a voulu imiter son maître, et il s'est trompé : les temps ne sont plus les mêmes ; les esprits ne sont plus disposés à prendre la morgue pour de la force et les injures pour des raisons. Je vais donc présenter avec confiance aux lecteurs quelques mots de justification : ils m'excuseront sans doute si je suis dans la nécessité de renvoyer quelquefois à M. Roche les expressions dont il s'est servi à mon égard.

Je ne le suivrai pas dans ses théories sur l'agriculture et dans ses excursions dans l'antiquité. Je n'ai rien à dire sur *Triptolême*, et j'abandonne sans regret aux anathêmes *physiologiques* la *caisse de persil* et le *couteau d'ivoire* dont mon adversaire a orné son introduction.

Lorsqu'enfin il veut bien se donner la peine d'entrer en matière, il commence par un argument singulier. Il m'accuse d'avoir attaqué la doctrine *physiologique* par les *girouettes*, d'avoir *foudroyé des mots* et *pourfendu des chimères ;* puis, renonçant à défendre ces *pauvres mots*, il abandonne le tout à mon courroux et passe à un autre sujet de discussion. Or, ces pauvres mots, que M. Roche sacrifie ainsi de gaîté de cœur, sont précisément la base du système qu'il défend.

C'est la prétention que s'arroge la nouvelle doctrine d'être seule *physiologique ;* c'est l'*ontologie*, la *force vitale*, la *chimie vivante* et tout ce qui en dépend. M. Roche a oublié la *contractilité*, qu'il sacrifie également, car il n'en dit pas un mot dans tout le cours de son article. Pour lui tout commence à la pathologie. Nous voila donc dûment avertis : la physiologie et l'ontologie, dont M. Broussais réclame la découverte comme sa propriété (*Exam.* préf. p. vij), ne sont que les girouettes de son système. La force vitale et la chimie vivante, que M. Broussais regarde comme la base *éternelle* et *immuable* de sa physiologie, ne sont que des chimères. Ainsi tombent deux volumes de physiologie et soixante sept aphorismes fondamentaux du réformateur. Ainsi tombe la première moitié du système *physiologique,* sur laquelle la seconde moitié repose. M. Roche abandonne tout cela à mon courroux ; je ne puis m'en plaindre ; moi, j'abandonne cette concession de M. Roche au courroux de M. Broussais qui peut-être s'en fâchera.

Par une contradiction bien bizarre, après avoir si lestement sacrifié la physiologie de son maître, M. Roche proclame, comme premier principe fondamental de la nouvelle doctrine, la nécessité de fonder la pathologie sur la physiologie. Mais de quelle physiologie entend-il donc parler? Si, de son aveu, les bases de celle de M. Broussais sont des chimères, apparemment qu'il en a une toute prête à lui substituer. Attendons; mais, en attendant, sur quoi reposera la pathologie *physiologique?*

Je parle de contradictions, et voilà que M. Roche débute par m'en reprocher une terrible. J'ai dit, en effet, à la page 8 de mes *Lettres*, que la dénomination de médecine *physiologique* était un pléonasme ridicule, puisque la physiologie est une partie essentielle de la MÉDECINE, et à la page 161, j'ai dit que la physiologie et la PATHOLOGIE sont deux sciences à part, indépendantes l'une de l'autre. M. Roche présente ces deux assertions comme contradictoires. Cependant il est bien clair qu'en disant que la physiologie est une partie essentielle de la médecine, je n'ai pas dit que la physiologie fût une partie essentielle de la pathologie. M. Roche aurait pu facilement s'en apercevoir: mais il cherchait une contradiction, et il l'a trouvée, quoiqu'elle n'y fût pas: ce n'est là qu'une bévue; voici quelque chose de pire. Tout préoccupé de la découverte de cette contradiction prétendue, il veut faire croire aux lecteurs que je n'ai point d'opinion arrêtée sur cette matière, et il attend, dit-il, que j'en aie une pour porter son jugement. Cependant, à la page

161, qu'il a citée et lue par conséquent, il a vu que mon opinion était très-prononcée, que j'y considérais la physiologie et la pathologie comme deux sciences distinctes qui étudient il est vrai le même sujet, le corps vivant, mais qui l'étudient dans un état différent, dans une autre condition de son existence, a peu près, disais-je, comme la physique et la chimie qui étudient les mêmes corps, mais sous des rapports différens, et ne peuvent pas se servir de base l'une à l'autre. Certes il est impossible de s'exprimer d'une manière plus explicite. Au lieu de réfuter cette opinion, M. Roche a trouvé plus simple de dire que je n'en avais pas. Il est commode de se tirer ainsi d'embarras; mais cela n'est pas juste et le procédé contraire serait plus honorable.

C'est à regret que je me vois forcé de faire la même remarque sur l'objection qui suit immédiatement. Mon antagoniste me reproche de n'avoir pas discuté sérieusement le second principe fondamental de la nouvelle doctrine, qui est, selon lui, la division des maladies en deux classes formées, l'une par l'irritation, l'autre par l'asthénie. Il assure que j'ai escamoté ce principe dichotomique et qu'en le déclarant faux et insuffisant, je n'ai pas seulement entrepris de prouver mon assertion. J'avoue que je ne conçois pas, et que je ne sais comment qualifier l'assurance avec laquelle M. Roche s'exprime à cet égard. Il faudrait transcrire la moitié de mon livre si je voulais citer tous les passages où je combats directement le principe en question. Je suis donc forcé d'en appeler à la bonne foi des lecteurs. Qu'on lise ma lettre sur les fièvres typhoïdes et principalement celle sur les fièvres éruptives, sur les fièvres intermittentes, sur la syphilis, dont il est vrai que M. Roche n'a pas entrepris la réfutation; et qu'on me dise dans quel autre ouvrage la question des maladies et des remèdes spécifiques, mise en opposition avec la dichotomie brownienne, a été discutée avec autant d'étendue et approfondie de meilleure foi. Je m'en réfère au jugement de tout lecteur impartial; malheureusement M. Roche ne peut pas être dans cette catégorie.

Il serait fastidieux de suivre mon adversaire dans ses longs développemens sur l'action organique, à propos de *l'irritation*. Ici M. Roche s'est complètement mépris sur le sens de mes critiques et sur le but de mon livre. Je voulais exposer la doctrine de M. Broussais et montrer en quoi elle est défectueuse ou contradictoire. J'ai donc dû prendre la définition de l'irritation dans les livres de M. Broussais, et non pas dans ceux de M. Roche. Cela fait, j'ai voulu, dans une lettre supplémentaire sur les variations de la médecine *physiologique*, opposer les diverses théories des élèves à celles du maître, et les réfuter les unes par les autres. Ce travail était facile ; car il n'y en a pas deux qui s'accordent ensemble. Je m'en tiens donc à ce que j'ai dit dans cette lettre sur les théories des élèves. Au lieu de réfuter mes objections, M. Roche se borne à exposer de nouveau sa théorie sur l'action organique, théorie qui n'est pas très-claire, car, malgré six grandes pages d'explications, je doute qu'elle soit comprise par beaucoup de lecteurs. Dans tous les cas, mon principal but était de réfuter la théorie de M. Broussais, et il faut bien que mes objections ne soient pas sans quelque valeur, puisque, au lieu de la défendre, chaque élève en recompose une à sa manière. Je ne puis pas m'amuser à les réfuter en détail les uns après les autres. Lorsque M. Roche sera assez célèbre, peut-être trouvera-t-il quelqu'un qui consacre son temps à la réfutation de ses théories.

Je passe donc a une question qui rentre essentiellement dans les idées de M. Broussais. Ce médecin prétend que l'irritation, sous quelque forme quelle se présente, est toujours de même nature : mais il dit aussi qu'elle est quelquefois *dénaturée*, sans que sa nature change pour cela, ce qui implique contradiction. M. Roche, sans se servir des mêmes expressions, commet précisément la même inconséquence, et je la lui ai reprochée. Il affirme, dans sa critique, que je ne me suis pas donné la peine de le prouver : cette assertion est tout-à-fait inexacte. J'ai posé le principe de M. Roche, et j'ai cité textuellement, page 519, le passage qui déroge à ce principe. J'ai donc prouvé son inconséquence, et il n'y avait pas d'autre moyen de la prouver. Il est inutile de rapporter ici cette discussion, puisque cette inconséquence se trouve reproduite dans l'article que je combats. Après avoir admis en principe que l'irritation est toujours une même chose, l'augmentation de l'action organique, M. Roche prétend que « outre ses différences d'intensité, elle en peut présenter d'autres, sans changer de nature. » J'ai dit et je soutiens que cette proposition est un non-sens. Des différences de l'irritation qui ne sont pas des différences d'intensité, c'est-à-dire de *quantité*, ne peuvent être que des différences de *qualité;* et si l'irritation peut avoir des qualités différentes, elle n'est donc pas toujours essentiellement la même. M. Roche a beau dire que je n'ai pas obscurci ces vérités, ma remarque subsiste, et ces prétendues vérités ne sont que de véritables abus de langage, des escobarderies *physiologiques*.

M. Roche ne trouve pas de meilleure réponse à faire à mes objections contre l'identité de l'irritation physiologique et de l'irritation pathologique, que de m'accuser d'avoir pris l'exception pour la règle. Je pourrais lui répliquer que je réfutais un auteur qui refusait d'admettre dans son système *aucune proposition hétérogène;* que j'avais, par conséquent, le droit de lui opposer même des exceptions; mais je ne veux pas m'en tenir là. Je remarquerai donc que tout ce que dit M. Roche, à ce sujet, porte à faux, parce qu'il semble croire que j'adopte ce principe de M. Broussais, savoir, que l'irritation pathologique est toujours plus forte que l'irritation physiologique; or, tout mon raisonnement, comme on va le voir, tend à prouver que l'irritation pathologique est un phénomène tout-à-fait différent de l'excitation physiologique : je ne puis donc admettre que l'une soit plus forte ou plus faible que l'autre, puisque je les regarde comme des choses différentes. Ce n'est donc pas ma faute si, en raisonnant d'après les principes de M. Broussais, j'ai été conduit à cette conséquence, que la maladie est l'exagération de la santé.

Cette déduction rigoureuse des principes *physiologiques* nous a valu, de la part de M. Roche, une comparaison tout-à-fait plaisante. « J'aimerais autant, dit-il, faire dire à un physicien que l'orage est l'exagération du beau temps, parce qu'il nous enseignerait qu'il n'y a de différence entre ces deux états de l'atmosphère, qu'en ce qu'il existe beaucoup plus d'eau à l'état de vapeur ramassée et condensée dans une certaine étendue de l'espace, et plus d'électricité développée et mise en jeu dans un cas que dans l'autre. » M. Roche a oublié quelque chose dans sa comparaison ; c'est que les élémens du beau temps ne sont pas seulement la vapeur d'eau et l'électricité, mais bien encore la chaleur et la lumière solaires, la sécheresse et l'électricité de l'air, etc.; le physicien dit, il est vrai, qu'au moment de l'orage certains élémens de l'atmosphère sont augmentés en quantité ou en énergie dans un point donné de l'espace ; mais il ajoute que, dans ce même point, certains autres élémens sont diminués. Ainsi, par exemple, il enseigne que la condensation de l'eau vaporisée en nuages, coïncide avec la diminution de la température et de l'élasticité de l'air. Il reconnaît que lorsqu'il y a excès d'une part il y a défaut de l'autre, et son raisonnement est juste. Mais si, à l'exemple du *physiologiste* qui dit vaguement que l'irritation est l'augmentation de l'action organique, le physicien disait que l'orage est l'augmentation de l'électricité, de la vapeur, de la chaleur, de la sécheresse, de la lumière et de tous les autres élémens qui entrent dans la composition de l'atmosphère; il dirait réellement alors que l'orage est l'exagération du beau temps, et tout le monde rirait de sa folie. M. Roche n'est pas heureux, comme on voit, dans ses comparaisons sur la pluie et le beau temps.

Il ne l'est pas davantage lorsqu'il en fait l'application à l'économie animale. Il démontre gravement que les organes enflammés sont pénétrés par le même sang, les mêmes fluides blancs, le même fluide nerveux que dans l'état de santé. Cela est vrai au début de l'inflammation, et personne n'a jamais songé à le contester. Mais M. Roche s'abuse étrangement s'il croit qu'il suffit de l'afflux du sang dans une partie pour constituer l'inflammation. A chaque instant nous voyons les joues, les lèvres, les glandes et tous les tissus érectiles, se colorer par un afflux extraordinaire, et n'être pas pour cela le siége d'une inflammation. Ce qui constitue essentiellement celle-ci, c'est la stase de ce fluide et le travail particulier qui se manifeste dans le point enflammé. Il est très-vrai que, dans ce point, les fluides accumulés sont primitivement les mêmes que dans l'état sain, mais le travail inflammatoire les change en un produit tout différent des produits physiologiques. C'est ce travail particulier, cette élaboration spéciale, et non pas le simple afflux du sang, que j'ai appelé une nouvelle fonction. Si M. Roche avait voulu entrer de bonne foi dans la question, au lieu de se perdre dans des subtilités, il aurait cité et réfuté, s'il avait pu, l'exemple que j'ai rapporté dans mes Lettres, page 190 : « Une glande salivaire est physiologiquement sur-excitée : les fluides sont attirés dans son tissu; qu'en résulte-t-il ? Elle fournit une quantité plus considérable de *salive.* Cette même glande éprouve une irritation morbide, une véritable phlegmasie : les fluides y sont également attirés; mais, cette fois, au lieu de se convertir en salive ils se convertissent en *pus.* Quels rapports y a-t-il entre ces deux résultats fonctionnels ? Si ces deux résultats sont si différens, c'est que la fonction n'est pas la même, c'est que le travail inflammatoire est véritablement une nouvelle fonction, une fonction pathologique qui n'a point d'analogue dans les fonctions physiologiques, et n'en peut pas être considérée comme l'exaltation, puisqu'elle tend continuellement à détruire ce que l'action organique physiologique tend continuellement à composer. » Voilà ce qu'il fallait réfuter par des raisons concluantes, et non par des expressions hautaines qui ne prouvent rien, si l'on voulait réellement défendre la cause *physiologique.* Ce que je dis de la suppuration s'applique également à l'ulcération, à la transformation des tissus, et en général à toutes les désorganisations. Que M. Roche s'étonne donc tant qu'il voudra d'avoir vu, de ses propres yeux vu, que je considère l'inflammation comme une fonction pathologique qui n'a point d'analogue dans les fonctions physiologiques, il n'a qu'à ôter le bandeau *physiologique* qui lui couvre les yeux, et cela lui paraîtra tout simple et tout naturel, parce que cela est vrai.

La même question se reproduit à l'occasion des sympathies. M. Broussais dit que les sympathies pathologiques ne diffèrent des sympathies physiologiques, que parce qu'il y a plus d'irritation transmise dans les premières que dans les secondes. Cela veut dire que toutes les sympathies morbides ont leur origine et, pour ainsi dire, leur rudiment, dans les sympathies physiologiques *dont elles ne sont que l'exagération.* M. Roche fait le plaisant a ce sujet, et veut me décerner la palme de la chicane, pour avoir entendu dans ce sens la proposition de M. Broussais. Ces taquineries prouvent seulement que M. Roche ne comprend pas M. Broussais, et veut faire croire au lecteur qu'il le comprend mieux que moi. S'il avait lu la physiologie de son maître, il aurait su que pour se faire une juste idée de sa théorie, il faut se figurer les phénomènes morbides comme étant les mêmes que les phénomènes physiologiques *grossis par une loupe*. Le lecteur jugera, par cette seule explication, qui a mieux compris M. Broussais, de M. Roche ou de moi, et qui doit en effet obtenir la palme de la chicane.

Toujours les mêmes imputations et la même bonne foi de la part de mon adversaire. J'ai blâmé M. Broussais d'avoir posé en principe général que les nerfs sont les *seuls* agens des sympathies, et j'ai dit qu'on pouvait croire qu'il y en avait *d'autres*, jusqu'à ce que M. Broussais eût expliqué comment les organes dans lesquels on n'a pas encore pu démontrer des nerfs, tels que les os, les cartilages, les ligamens, provoquent, dans l'état morbide, des sympathies manifestes. Voici comment M. Roche défigure mon objection : On n'a pas encore pu démontrer la présence des nerfs dans les os et les ligamens, et vite M. Miquel en *conclut qu'il n'y en a pas*, et raisonne dans cette hypothèse. » La différence de ma conclusion saute aux yeux. Non seulement je n'ai pas conclu qu'il n'y avait pas de nerfs dans les os et les ligamens, parce qu'on n'avait pas encore pu en découvrir, mais en regardant le principe de M. Broussais comme insuffisant, *jusqu'à ce qu'il* eût expliqué ce fait, j'ai supposé la possibilité de cette découverte.

Et c'est par des argumens de cette force, c'est

en me prêtant des conclusions aussi travesties, que M. Roche croit faire triompher la cause qu'il défend! non, il ne le croit pas lui-même, car les moyens qu'il emploie pour la défendre prouvent qu'il la regarde comme perdue. Arrivé au point de la discussion qui nous occupe, et désespérant de persuader les hommes raisonnables de tous les partis, il abandonne l'ouvrage pour s'en prendre à la personne même de l'auteur. Il s'est assuré par là les suffrages de la populace *physiologique*, mais il s'est aliéné ceux de tous les hommes bien élevés. Moi aussi, je pourrais aisément peindre M. Roche, et tous ceux qui connaissent l'original savent bien que le portrait ne serait pas beau; mais je n'ai jamais adopté ce genre de polémique, parce que j'ai toujours pensé ce qu'un journaliste de bon ton écrivait, il y a peu de jours, dans une feuille politique. « A la tribune, comme dans les journaux, le langage grossier, l'impolitesse, l'injure n'appartiennent qu'aux haines des partis, et encore, dans ces partis, aux esprits étroits, aux hommes sans éducation. »

J'ai dit, il est vrai, comme le remarque M. Roche, qu'il y avait parmi les *physiologistes*, des hommes sans jugement, sans volonté, sans spontanéité, des serfs attachés à la glèbe *physiologique*, des enthousiastes aveugles et des fanatiques. Mais il n'y a pas là la plus légère injure pour qui que ce soit, parce que je n'ai désigné nominativement personne et que chacun est libre de ne pas se comprendre dans cette classe de *physiologistes*. Lorsque M. Roche ajoute que je les ai traités *tous* d'échos serviles de M. Broussais, M. Roche dit une chose plus qu'inexacte, pour ne pas me servir d'une expression impolie; il sait très-bien que j'ai expressément divisé les *physiologistes* en deux classes; les *fanatiques*, qui se contentent de ce seul mot: *il l'a dit;* et les *dissidens*, qui osent quelquefois dire : *il s'est trompé* (*Lettres*, pages 497-498). J'ai fait à M. Roche l'honneur de le comprendre parmi ces derniers; il faut bien que je me sois trompé, puisqu'il se range lui-même dans l'autre classe. Je confesse donc mon erreur, et je laisse à mon adversaire la place qu'il s'est choisie.

Revenons à la discussion scientifique. Nous la trouvons établie sur la révulsion, grande question sur laquelle les *physiologistes* ne s'entendent pas. On sait que M. Broussais soutient que l'irritation révulsive est toujours plus forte que l'irritation primitive. On sait également que quelques élèves, ayant reconnu l'impossibilité d'accorder ce principe avec certains faits, ont admis qu'une irritation morbide pouvait être révulsée par une irritation plus faible. M. Roche, qui partage l'opinion de M. Broussais, commence par établir que mon but est de prouver la vérité de la seconde : c'est une erreur. Je n'ai point pris parti dans la discussion, parce que je n'admets pas qu'il y ait révulsion dans une foule de cas où les *physiologistes* l'admettent. Seulement, j'ai fait ressortir l'absurdité des conséquences auxquelles le principe admis par M. Roche conduit, et cela, je l'ai fait au moyen de chiffres, je l'ai démontré *mathématiquement*. Ce mot a révolté M. Roche, et comme, tout en feignant de dédaigner mes argumentations, il ne dédaigne pas de les imiter, il a voulu, lui aussi, prouver mathématiquement que j'avais tort. Je prie le lecteur de comparer un moment nos démonstrations. J'ai dit : « S'il est vrai que, pour être efficace, l'irritation révulsive doit être plus forte que l'irritation révulsée, pour guérir une blennorrhagie en révulsant l'irritation sur les voies digestives, il faut nécessairement enflammer l'estomac. Supposez donc la membrane muqueuse urétrale enflammée comme 5, pour la guérir par révulsion, il faudra que vous enflammiez l'estomac au moins comme 6. Voilà donc tous les malades qui, en remplacement d'une blennorrhagie, auront une gastrite bien conditionnée. Or, le poivre cubèbe, le baume de Copahu, guérissent la blennorrhagie sans donner de gastrite, souvent même sans douleur et sans évacuations ; donc, ou le principe *physiologique* est faux, ou bien ces substances ne guérissent pas la blennorhagie par révulsion. »

Il me semble que ce raisonnement a du moins le mérite d'être clair. Voici maintenant la démonstration mathématique de M. Roche : « Supposez qu'une irritation douloureuse, comme 1, équivale à une irritation étendue comme 10, et celle-ci à une irritation appelant des fluides comme 20, il est évident qu'une irritation étendue comme 200, *bien que sans douleur et sans appel appréciable des fluides*, pourra révulser une irritation douloureuse comme 10 et appelant des fluides comme 100! Eh bien! tel est précisément le cas de la révulsion opérée sur les voies gastriques par l'iode, le poivre cubèbe et le baume de Copahu, dans la guérison de la blennorhagie. L'urètre est irrité comme 5, je suppose, sous le rapport de la douleur, comme 50 sous celui de l'appel des fluides, et dans une étendue égale à 1. Les médicamens cités irritent une surface cent fois plus étendue : et, *bien que l'irritation qu'ils produisent soit sans douleur et sans appel appréciable des fluides*, comme on ne saurait la nier, puisque, à plus forte dose, ces agens provoquent des vomissemens et des selles, ou enflamment la membrane muqueuse gastro-intestinale, il reste démontré mathématiquement, pour parler le langage de M. Miquel, que cette irritation est plus forte que celle de l'urètre, qu'elle la guérit par conséquent par révulsion. »

En vérité, M. Roche, vos mathématiques ne sont pas meilleures que votre logique; je conçois maintenant votre éloignement pour les chiffres, et je ne m'étonne plus que vous les appeliez élégamment des *ingrats*.

Quoi! vous comparez une irritation de l'urètre, qui cause des douleurs quelquefois atroces, qui produit un écoulement purulent très-abondant, à une irritation sans douleur et sans appel appréciable de fluides! Celle-ci, qui équivaut justement à zéro, vous l'estimez 200, lorsque vous ne portez la première qu'à 100. Voilà une étrange évaluation! Mais songez-vous à ce que vous dites? Connaissez-vous une maladie qui soit une irritation *sans douleur et sans appel de fluides;* pourriez-vous la nommer? Prenez-y bien garde : si vous en citez une seule, vous détruisez votre définition et tous vos longs commentaires sur l'augmentation de l'action organique. Si vous n'en citez point, avouez que vous avez un peu trop compté sur la bonhomie de vos lecteurs, en leur assurant bravement, pour employer une de vos expressions, qu'il y a une irritation sans douleur et sans appel appréciable de fluides, et que cette irritation est *plus forte* que la blennorrhagie. Vous direz peut-être que c'est une irritation physiologique. A la bonne heure. Cependant vous avez établi parmi vos principes fondamentaux et immuables, car vous autres, *physiologistes*, vous n'en établissez pas d'autres, que l'irritation morbide est toujours plus forte que l'irritation physiologique. Ainsi donc, votre irritation sans douleur et sans appel de fluides, eût-elle dix lieues carrées d'étendue, serait toujours plus faible qu'un pouce carré d'inflammation blennorrhagique, qui n'est pas sans douleur et sans appel de fluides, comme chacun sait. Remettez-donc encore votre esprit à la torture, pour trouver quelques nouvelles raisons un peu plus solides, si faire se peut, pour justifier vos principes de révulsion.

M. Roche veut bien me donner l'avantage sur ses collègues *physiologistes*, lorsque je réfute l'application du principe révulsif à l'action du quinquina dans les fièvres intermittentes, à l'action du mercure dans la syphilis. Il leur donne à ce propos un très-bon conseil. C'est d'être plus conséquens dans leurs principes et plus réservés dans leurs explications. Je voudrais l'engager lui-même à être à son tour plus sévère dans le choix des contradictions qu'il m'impute. Il est plaisant de le voir se pâmer de joie en faisant semblant de croire que je me suis contredit à propos de cette même révulsion qu'il a si mal défendue. Il suppose que mon but était de prouver qu'une irritation plus faible peut en révulser une plus forte, et que cependant j'ai rendu hommage à la vérité du principe contraire, en disant que le baume de Copahu, pour guérir par révulsion, devrait enflammer l'estomac, et en citant la guérison d'une ophthalmie par un vésicatoire. Il est très-vrai que j'ai dit et cité cela; mais il est très-vrai aussi, et M. Roche n'aurait pas dû l'oublier, que je raisonnais alors dans l'hypothèse *physiologique*. Je vais en convaincre le lecteur en citant le texte même du passage invoqué par M. Roche « Que faut-il, disais-je, pour révulser une inflammation? il faut, *d'après les principes physiologiques*, une inflammation plus intense; et, par exemple, pour guérir une ophthalmie par révulsion, etc. » (*Lettres*, pag. 422). Cela est clair, ce n'est pas d'après mes principes que je raisonne dans ce passage, non plus que dans d'autres, c'est *d'après les principes physiologiques*. Voilà donc une seconde contradiction qui n'est pas plus une contradiction que la première que M. Roche m'a reprochée. Dans les deux cas, il n'a pas lu ou n'a pas voulu bien lire mes propositions. Quel

7

dommage qu'il n'en ait pas trouvé une troisième bien vraie, bien légitime, comme celles, par exemple, que je lui ai reprochées dans mon livre, pour se dédommager des deux premières qui lui échappent!

En voilà assez sur les questions générales. M. Roche aborde enfin les questions particulières; mais il se borne à celles des fièvres essentielles. Je vais répondre en peu de mots à ses principaux argumens.

J'ai dit d'abord que si les fièvres essentielles étaient toujours l'effet de la gastrite, il faudrait qu'on les observât lorsque des ulcérations cancéreuses existent dans l'estomac, ce qui cependant n'a pas lieu. Mon adversaire répond que les ulcérations pulmonaires ne donnent pas lieu non plus à la fièvre continue de la péripneumonie. Cette réponse, assez spécieuse, n'est pas cependant à l'abri de toute contestation, mais, pour ne pas trop étendre cette discussion, je la regarde comme suffisante.

Ma seconde objection porte sur les plaies et les blessures de l'estomac et de l'intestin, qui certainement enflamment ces organes, et qui néanmoins donnent lieu à des symptômes tout diflérens de ceux des fièvres essentielles. La réponse de M. Roche est vraiment curieuse. Il affirme que ces blessures, lorsqu'elles sont sans épanchement « guérissent, en général, sans donner lieu à des symptômes inflammatoires ». M. Roche veut parler sans doute de symptômes généraux, car il ne prétend pas que l'estomac ou l'intestin blessé cicatrise sans inflammation locale. M. Roche prouve donc justement ce que je voulais prouver, que cette inflammation locale de l'estomac ou de l'intestin ne suffit pas pour donner lieu aux symptômes généraux et sympathiques des fièvres. Remarquez l'inconséquence. Ces mêmes *physiologistes*, qui reconnaissent qu'une solution de continuité de l'estomac ou des intestins guérit sans donner lieu à des accidens inflammatoires généraux, trouvent tous les jours, dans une plaque rouge de la grandeur d'une pièce de dix sous, la raison suffisante de toutes les fièvres possibles, depuis l'éphémère jusqu'au typhus. Il est vrai, comme je l'ai souvent remarqué dans mes *Lettres*, qu'ils ne sont pas difficiles sur le choix des preuves, lorsqu'il s'agit de constater l'existence d'une gastrite.

Contre sa coutume, M. Roche est fort court sur ma troisième objection, relative à l'absence de la douleur dans la plupart des irritations gastriques. Il se borne à affirmer que de pareilles irritations sont communes. M. Roche aurait pu dire que je ne les ai pas niées, puisque j'ai rappelé des exemples d'inflammation sans douleur. Mais ce que j'ai remarqué, en m'appuyant du témoignage de M. Broussais lui-même, c'est que ces inflammations sans douleur ne donnent jamais lieu à des troubles sympathiques généraux. J'ai démontré l'inconséquence du réformateur qui, d'un côté, pose en principe (Prop. 103) que lorsque l'inflammation d'un organe est sans douleur elle ne provoque que des sympathies organiques, lesquelles sont très-bornées ; et qui, de l'autre, attribue la fièvre, qui est le réveil de toutes les sympathies, à une inflammation sans douleur. C'est cette contradiction qu'il fallait justifier pour me réfuter moi-même ; M. Roche ne la pas même tenté. Il affirme sans garantie, et abandonne ici, encore une fois, la cause qu'il prétend défendre.

Ce qu'il fallait réfuter aussi, c'est la conclusion rigoureuse que j'ai déduite des principes de M. Broussais, d'après lesquels c'est l'inflammation de la membrane muqueuse du colon qui devrait être la cause des fièvres, plutôt que l'inflammation de la muqueuse de l'intestin grêle. M. Roche n'y a pas pensé.

Il a eu sans doute aussi de bonnes raisons pour passer sous silence les argumens que j'ai opposés à cette prétention bizarre qui fait dépendre la différence de fièvres inflammatoires, bilieuses, muqueuses, etc., de la simple différence des tempéramens individuels, ce qui ferait supposer que tous les malades traités à Londres par Sydenham étaient d'un temperament sanguin; que ceux traités à Gottingue par Rœderer et Wagler, à Naples par Sarcone, étaient doués de tempéramens lymphatiques; que Finke à Teklembourg, et Tissot à Lausane, n'eurent affaire qu'à des tempéramens bilieux. Au lieu de répondre à ces objections, M. Roche se borne à des anathêmes usés contre l'émétique et à des déclamations sentimentales sur les angoisses du médecin et sur l'incertitude de l'art.

Il quitte un moment le ton larmoyant pour parler de l'anatomie pathologique; et son argument péremptoire contre mes objections, est que je n'ai pas apporté à l'appui de ma thèse des observations qui me soient propres, d'où il conclut doctement que je n'ai pas fait d'autopsies. Je peux répondre en deux mots à M. Roche : que j'ai fait autant et peut-être plus d'autopsies qu'il n'en a jamais faites lui-même. Si je n'ai pas rapporté des observations qui me fussent propres, j'en ai dit la raison. C'est que je regarde comme très-souvent fausses et toujours suspectes les observations et les autopsies fournies par les systématiques à l'appui de leurs opinions. En repoussant les faits observés par eux, je m'interdisais le droit de leur opposer ceux que j'ai pu observer moi-même; j'ai donc préféré les observations faites par les médecins tout-à-fait désintéressés dans la dispute, en laissant au temps le soin de la terminer. N'était-ce pas là le meilleur parti à prendre pour convaincre les lecteurs impartiaux ?

C'est donc par un mûr examen et une discussion approfondie que j'ai été amené à cette conclusion : que la théorie de la gastro-entérite, telle que l'entend M. Broussais, est fausse insuffisante et contradictoire. M. Roche, indigné de cette conclusion, appelle sur moi les sifflets de la France. Les médecins de la France ont répondu en achetant deux éditions de mon ouvrage en moins de deux ans.

Je n'ai qu'un mot à dire sur les dénégations et les affirmations sans preuves qui terminent la discussion théorique de M. Roche. Il me trouve en opposition avec MM. Lallemand, Rostan, Georget, Bouillaud, lorsque je dis que l'inflammation du cerveau ne peut pas produire l'abattement, la stupeur, la prostration musculaire, symptômes que ces auteurs attribuent à cette même inflammation; M. Roche oublie toujours d'ajouter que je raisonne dans l'hypothèse *physiologique*, c'est-à-dire dans la supposition que l'inflammation n'est que l'exaltation des phénomènes qui attestent l'état de vie. (M. Broussais).

Or, il est évident que l'exaltation des phénomènes qui attestent l'état de vie du cerveau ne saurait être l'hébétude, la stupeur, la prostration, et que, si les auteurs cités attribuent ces symptômes à l'inflammation, c'est qu'ils considèrent celle-ci tout autrement que ne fait M. Broussais.

Enfin, M. Roche ne veut pas finir « sans me demander le nom du médecin qui a dit que, dans la scarlatine, la rougeole et la variole, *c'est la gastro-entérite qui produit l'éruption*, et si cette absurdité est de mon invention, me prier de lui dire s'il y a de la bonne foi de ma part à en gratifier la nouvelle doctrine pour la critiquer plus à mon aise. »

A voir cet air triomphant, qui ne croirait que M. Roche est sûr de son fait? Eh bien! toutes les fois qu'il affirme si fièrement, vous pouvez être assuré qu'il affirme une erreur. Cette absurdité, que j'ai prêtée, dit-il, à la doctrine *physiologique* pour la critiquer plus à mon aise, voici où je l'ai trouvée. M. Broussais dit : « C'est par une gastro-entérite, premier effet de l'agent contagieux, que débute la variole, etc. » (Prop. 142). M. Broussais ne reconnaît pas de maladie générale. La maladie primitive locale est donc, selon lui, une inflammation gastrique. Cette inflammation se réfléchit sur la peau et produit l'éruption; il n'y a pas d'autre moyen d'entendre la théorie *physiologique*. Vous allez crier à l'interprétation : attendez, voici comment M. Broussais s'interprête lui-même. « A l'irritation des viscères, dit-il ailleurs, succède, au bout d'un certain temps, celle de la peau, *qui lui sert de crise ou de métastase.* » (Exam. pag. 477.) Cela est positif : M. Roche sait très-bien que la crise et la métastase *physiologiques* ne sont que le transport d'une irritation d'un point à un autre, que « la marche de l'irritation de l'intérieur à l'extérieur. » (B. Prop. 94.) Lors donc que l'éruption a lieu dans la variole, la rougeole, la scarlatine, c'est l'irritation gastrique qui a marché de l'estomac vers la peau pour y produire cette éruption. Que M. Roche réponde. A qui appartient l'absurdité ? Vous verrez peut-être que puisqu'elle appartient à la doctrine *physiologique*, ce ne sera plus une absurdité.

Pour en finir, M. Roche me fait grâce, dit-il, des erreurs et des sophismes que j'ai accumulés sur les fièvres intermittentes, les fièvres éruptives, les hémorrhagies, la gastrite chronique, la syphilis, les névroses, etc. En vérité, s'il n'avait pas de meilleurs argumens à m'opposer que ceux dont il a fait usage, il a bien fait de se taire et de s'en tirer par une nouvelle forfanterie. Cela fait toujours quelques dupes, et beaucoup de *physiologistes* sont accoutumés à se contenter de cela.

Nous voici arrivés au point le plus délicat de la discussion, au tableau de mortalité du Val-de-Grâce. Le sujet est trop important pour être discuté en peu de mots, et l'espace qui m'est accordé dans ce journal ne me permet pas de l'entreprendre. Je préviens donc le public que ce sujet sera traité par M. Bousquet avec tous les développemens convenables, dans le prochain cahier de la *Revue médicale*. On y trouvera des rectifications légitimes et des révélations nouvelles qui étonneront bien des gens. On y trouvera surtout la confirmation de ce résultat déjà connu, que M. Broussais perd constamment plus de malades que ses collègues, à service égal. Ici, je dois me borner à repousser les insinuations perfides et les imputations calomnieuses dont M. Bousquet et moi sommes l'objet dans l'article de M. Roche.

Si notre adversaire avait voulu rendre hommage à la vérité, il aurait dit que nous avions d'abord publié le tableau, sans aucun commentaire, et que nous ne l'avions soutenu et défendu que lorsque M. Broussais en eût lui-même confirmé l'exactitude, en tâchant d'expliquer, dans une réponse assez longue, comment et pourquoi il était vrai. Si donc nous avions été trompés par celui qui avait communiqué le tableau, M. Broussais devenait en quelque sorte son complice, puisque aucune de ses raisons n'était suffisante pour faire croire que le document était faux (1). C'est alors seulement que nous avons pris parti en faveur de ce document. C'est alors que je l'ai reproduit dans mon ouvrage, pour montrer que la pratique *physiologique* n'était pas mieux fondée que la théorie. Dans toute cette lettre, je me suis borné au rôle de rapporteur. J'ai cité textuellement la réponse entière de M. Broussais (M. Roche n'a pas eu la loyauté de le dire); j'ai rapporté les observations de M. Bousquet et les miennes sur cette réponse; j'ai transcrit les jugemens portés par les rédac-

(1) Voici comment s'expriment les rédacteurs des *Archives* (août 1824), au sujet de cette réponse :

«... Nous devons avouer que nous n'avons pas reconnu dans cette réponse le talent de M. Broussais pour la polémique. Si le tableau est faux, deux lignes suffisaient pour le déclarer; s'il est exact (ce qui paraît prouvé par l'explication que nous venons de citer). M. Broussais pouvait encore défendre sa cause en peu de mots. Mais entasser, dans *onze pages*, une foule de lieux communs, d'assertions vagues, de réflexions étrangères au point essentiel de la discussion, parler de l'excellence de la médecine *physiologique*, du nombre et de l'enthousiasme de ses partisans, et de l'aveuglement de ses détracteurs, de l'inconvenance qu'il y aurait à dresser des relevés

teurs des *Archives* et de la *Nouvelle Bibliothèque médicale*, et j'ai laissé au lecteur le soin de juger à son tour. Que pouvais-je faire de plus, et qu'y a-t'il là qui ressemble le moins du monde à la mauvaise foi ?

Après deux ans et demi de silence, M. Roche a cru découvrir des raisons propres à justifier le tableau, auxquelles M. Broussais n'avait pas pensé. Il a cherché à vérifier les registres lorsque les registres étaient détruits. Mais aussi pourquoi M. Roche a-t-il tant tardé à justifier son maître ? Attendre trente mois pour vérifier des faits d'une si haute importance! voilà une singulière négligence, ou bien du temps employé à arranger une réfutation! Quoi qu'il en soit, M. Roche n'a pu, dit-il, examiner que les

comparatifs de mortalité, des avantages de la méthode d'observation suivie par M. Broussais depuis vingt ans; répéter que la mortalité diminue; dire que M. Broussais est estimé des hommes de bien; que cet hiver il n'a perdu que trois péripneumoniques sur un très-grand nombre qu'il a eu à traiter au Val-de-Grâce, tout cela, et bien d'autres choses encore, ne devait point se trouver dans la réponse de M. Broussais. D'ailleurs, n'était-ce point aux collègues de M. Broussais à attester les faits qui justifient sa pratique? Au reste, on dit que le tableau n'a point été fourni par un *faux frère*, comme l'insinue M. Broussais, mais bien par un des chefs du service de santé du Val-de-Grâce.

registres de l'année 1819, ce qui ne l'empêche pas de parler *approximativement* des autres années, d'après des renseignemens fournis par le sous-intendant militaire, et des rapports mensuels, *communiqués par M. Broussais*, qui les avait probablement oubliés, il y a deux ans et demi. A force de recherches de cette espèce, M. Roche a trouvé que nous avions dit vrai en portant la mortalité de M. Broussais, en 1815 à 1 sur 11, et en 1816, à 1 sur 19; qu'en 1817, au lieu de 1 sur 14, c'est 1 sur 16 qu'il fallait dire; en 1818, 1 sur 14, au lieu de 1 sur 12; et en 1819, 1 sur $9\frac{4}{5}$, au lieu de 1 sur 8. Enfin, comme, dans aucune de ces années, aucun des collègues de M. Broussais n'a éprouvé une mortalité aussi grande, M. Roche le justifie en disant que les services ne sont pas comparables. J'ai dit que je n'entrerai ici dans aucun détail à ce sujet, puisqu'il sera amplement discuté ailleurs, je prie seulement le lecteur de prêter son attention aux réflexions suivantes.

Dans un calcul aussi compliqué, il est très-possible qu'il se glisse quelques erreurs. M. Roche peut donc s'être trompé puisqu'il n'a pas eu sous les yeux les documens nécessaires; il est même probable qu'il se trompe, puisque M. Broussais qui avait sans doute ces documens à sa disposition, il y a deux ans et demi, n'a pas relevé les erreurs prétendues dont parle son élève.

D'un autre côté, des erreurs de 2 sur deux années et de $1\frac{4}{5}$ sur une autre, lorsque deux années se trouvent exactes, ne changeraient rien à la mortalité de M. Broussais, qui reste encore de beaucoup supérieure à celle des autres médecins du Val-de-Grâce.

Dans tous les cas, et en adoptant même les calculs de M. Roche, il demeure prouvé que M. Broussais a perdu 1 malade sur 11, 1 sur 19, 1 sur 16, 1 sur 14, 1 sur $9\frac{4}{5}$, ce qui établit une mortalité moyenne de 1 sur 14.

Maintenant, j'engage M. Roche à se rappeler dans quelles circonstances le tableau a été publié. M. Broussais venait de dire que les tables de mortalité avaient déjà déposé en sa faveur (*Exam. préf.* p. vij). Il avait osé comparer sa doctrine à la découverte de la vaccine. (*ibid.*). Il avait dit encore que dans les hôpitaux où la médecine *physiologique* était adoptée, la mortalité était si peu considérable, qu'au lieu de perdre *un malade sur cinq*, à peine avait on la douleur d'en regretter *un sur trente* (*Prosp. des Ann.* 1822). Vous n'ignorez aucune de ces circonstances, M. Roche, mais vous les passez sous silence. Vous accusez de calomnie ceux qui, d'après vos calculs, qu'il nous est au moins permis de regarder comme suspects, ont dit 12 au lieu de 14, et 8 au lieu de 9; et celui qui a calomnié ses collègues, non *physiologistes*, en les accusant de perdre un malade sur cinq; celui qui, sachant bien qu'il perdait un malade sur 9, sur 11 et au moins sur 19, a voulu faire croire au public qu'il en perdait *à peine un sur trente*, celui-là vous le prenez sous votre protection; vous le justifiez par toute sorte de subtilités, vous vous constituez son défenseur envers et contre tous! Est-ce là la justice et l'impartialité dont vous faites parade? Puisque vous voulez appliquer à quelqu'un « l'épithète sanglante par laquelle on stigmatise les imprudens qui osent accuser sans preuves ou à l'aide de faits controuvés, » vous n'avez pas à chercher si loin; les coupables sont en présence et votre jugement ne saurait être douteux. L'un a dit *quatorze* au lieu de *douze*, et l'autre a dit *trente* au lieu de *quatorze*. Appliquez votre épithète sanglante, M. Roche, et songez que le public vous regarde. Mais non, vous jugerez en dépit du public, en dépit de la justice et de la bonne foi, parce que votre balance n'est pas égale. Vous jugerez comme vous avez jugé, lorsque dans le délire de l'amour propre froissé, ce même homme dont vous partagez les principes, que vous entourez de vos hommages, que vous avez égaré par vos adulations, a dit en face du public que « l'on perd en suivant la médecine physiologique, *vingt fois moins* de malades que l'on ne faisait autrefois. » Alors vous avez incliné la tête, vous n'avez pas eu le plus petit mot à dire, la plus légère remontrance à faire sur l'absurdité de pareilles prétentions (1).

Il n'y a rien de comparable à cet aveuglement d'esprit de secte, si ce n'est la confiance avec laquelle M. Roche attribue à la médecine *physiologique* la diminution de la mortalité générale du Val-de-Grâce pendant les années 1815, 1816, 1817, 1818 et 1819, comparée à celles des quatorze années précédentes. Dans ces quatorze années, la proportion des morts est au moins de 1 sur 16, tandis que, dans les cinq autres, elle n'est que de 1 sur 28. M. Roche s'extasie devant ce résultat et défie notre imagination de trouver des causes de cette différence, autres que les traitemens *physiologiques*. Pour aider un peu l'imagination de M. Roche, un enfant pourrait lui dire que les quatorze premières années de ce siècle sont des années de guerre, et de la guerre la plus meurtrière. Cet

(1) *Voyez* la réponse de M. Broussais. d'après cette proportion, M. Broussais ayant perdu 1 malade sur 9, en 1819, aurait eu cette même année un peu plus de deux morts pour chaque malade, s'il n'avait pas été *physiologiste!!!*

enfant lui ferait observer que, pendant ces quatorze années, les régimens qui arrivaient de toutes les parties de l'Europe, épuisés par la fatigue et les privations de toute espèce, traînant avec eux le typhus et toute sorte de maladies, laissaient dans les hôpitaux militaires, et par conséquent au Val-de-Grâce, les restes des malheureux qui avaient échappé aux horreurs des champs de bataille; que les conscrits, qui traversaient la France dans tous les sens, à moitié consumés par le regret d'avoir quitté leurs familles, allaient mourir à l'hôpital militaire; qu'il n'est pas étonnant dès-lors que la mortalité y fut considérable. Cet enfant pourrait ajouter qu'il est absurde de comparer à ces temps de calamité cinq années de paix, pendant lesquelles les soldats, bien nourris, bien vêtus, exempts de fatigues et de privations, sont envoyés à l'hôpital pour un mal d'aventure ou une fièvre éphémère; et si M. Roche voulait être raisonnable, il se rendrait à de pareilles raisons qui ne sont pas des suppositions difficiles à imaginer.

Cependant, comme je ne pense pas que M. Roche soit convaincu, car on est bien sûr de ne pas convaincre quand on est obligé de prouver des choses aussi évidentes, je vais lui fournir un nouveau moyen de démontrer l'excellence de la médecine *physiologique*. Je l'engage à faire un tableau de la mortalité générale des armées françaises pendant les quatorze années écoulées de 1800 à 1814, et un autre tableau de 1814 à 1819. Ensuite il établira ses proportions; et, comme la proportion des quatorze années de guerre sera certainement supérieure à celle des cinq années de paix, il soutiendra que la différence de mortalité tient à ce que les chirurgiens des régimens et des hôpitaux militaires sont, pour la plupart, devenus *physiologistes*, depuis 1815. Alors il chantera victoire en faveur de la doctrine *physiologique*, et il encadrera son tableau de la motalité générale de l'armée, pour faire le pendant de celui de la mortalité générale du Val-de-Grâce. MIQUEL.

RÉPLIQUE.

Il n'y a que quelques mois encore, M. Miquel sachant que je m'occupais de rendre compte de son livre, et s'attendant à des critiques de ma part en raison de la différence de nos opinions médicales, s'en consolait en disant de toutes parts, qu'il était bien certain du moins que je serais impartial et que j'aborderais franchement la discussion des questions qui nous divisent. Aujourd'hui que mon article est publié, M. Miquel tient un tout autre langage, et l'on vient de voir quelles charmantes épithètes il me donne. Chacun devine sans peine la raison de ce changement : tant que mes critiques ne l'ont pas touché, M. Miquel m'a rendu justice; aujourd'hui quelles l'atteignent, son amour propre est froissé, et je deviens l'objet de son courroux. Rien n'est plus naturel; aussi n'aurai-je garde de m'en plaindre : un condamné n'a-t-il pas vingt-quatre heures pour maudire ses juges.

Mais devais-je ne pas répondre à ses récriminations. Jusqu'à ce jour, il est vrai, j'ai eu pour règle de laisser sans réponse les réclamations des auteurs dont j'ai été forcé de critiquer les écrits. Mais M. Miquel, bien qu'il sache parfaitement qu'à moins de faire un livre aussi lourd que le sien je ne pouvais pas réfuter toutes ses erreurs, donne modestement à entendre dans quelques passages de sa réponse, que c'est par impuissance de le combattre que je ne l'ai pas attaqué sur certains points; il ne manquerait donc pas d'attribuer encore mon silence à la même cause et de chanter victoire, et plus d'un lecteur crédule se laisserait prendre à cette gasconade. Dans l'intérêt de la cause que je défends, j'ai donc dû reprendre la plume; et, sans entrer de nouveau dans de longues discussions avec M. Miquel, sans essayer surtout de le réfuter sur tous les points, ce qui serait faire trop souvent injure au bon sens des lecteurs, je vais présenter quelques réflexions que je désire lui être agréables, et rendre de mon mieux les honneurs funèbres à sa réponse comme je les ai rendus à son livre.

J'ai dit, dans mon article, que la physiologie devait être la base de la pathologie, mais qu'il ne s'agissait pas de cette physiologie qui s'occupe de la recherche des causes premières des phénomènes de la vie, et veut, par des mots et des explications, en dévoiler le mystère, mais bien de celle qui se borne à l'observation pure et simple de ces phénomènes et à l'étude de leurs rapports. J'ai donc pu, sans me contredire, repousser les mots *force vitale, chimie vivante*, etc., et défendre cependant le principe de l'application de la physiologie à la pathologie, et je m'étonne que M. Miquel, qui plus que tout autre doit se connaître en contradictions, en ait cru voir une là où il n'y en a évidemment pas. Mais sur quels fondemens, demande-t-il, reposera la pathologie physiologique, si les mots qui forment (selon lui) la base de la physiologie de M. Broussais ne sont que des chimères? Ce sera probablement sur les *faits* physiologiques, M. Miquel, qui seuls sont immuables, dont l'observation et les expériences augmentent chaque jour le nombre, et qui sont indépendans du *principe vital ;* de la *force vitale*, de la *chimie vivante*, de la *contractilité*, etc. par lesquels on cherche à les expliquer.

J'ai dit qu'il y avait de la contradiction à convenir, d'un côté, *que la médecine ne peut pas exister sans la physiologie et qu'il est physiquement impossible de connaître l'état malade si ce n'est par comparaison avec l'état sain*, et à prétendre, de l'autre, que *la physiologie et la pathologie sont deux sciences à part, indépendantes l'une de l'autre, et qui ont chacune des principes et des lois particulières.* Je persisterai à le croire, jusqu'à ce que M. Miquel m'ait expliqué comment il se peut faire que la physiologie et la pathologie soient deux sciences indépendantes l'une de l'autre, quand, de son propre aveu, il est physiquement impossible de connaître les faits dont l'une s'occupe, si ce n'est par comparaison avec les faits qui font le sujet de l'autre. M. Miquel est sans doute un habile ergoteur, mais je l'en proclame le roi s'il concilie ces deux propositions. Je ne lui conseille pas pour cela de reproduire cette phrase singulière de sa réponse, dans laquelle, il prétend qu'il est *bien clair* qu'en disant que la physiologie est une partie essentielle de la *médecine*, il n'a pas dit que la physiologie fût une partie essentielle de la *pathologie* ; cela ressemble trop à une escobarderie. Enfin, j'ai ajouté que M. Miquel n'avait pas d'opinion arrêtée sur cette matière; mais ici je confesse que j'ai eu tort. Bien loin d'en manquer, M. Miquel a au contraire deux opinions sur la question qui nous occupe; au besoin il en aurait trois; il dit oui et non, comme on vient de le voir : eh bien! s'il le fallait, il exprimerait encore le doute, pour prouver la fixité de ses principes médicaux.

J'ai dit que M. Miquel avait répété à chaque page de son livre, que le partage des maladies des solides qui composent le domaine de la médecine, proprement dite, en deux classes, *irritations* et *asthénies*, était insuffisant, mais que nulle part il ne l'avait prouvé. Telle est encore mon opinion; mais au lieu de dire que ce médecin n'a abordé qu'une seule fois le principe en question, et cela pour l'escamoter, j'aurais dû dire qu'il l'a inutilement attaqué cinq à six fois. J'avoue donc ce nouveau tort. Pour l'expier, j'ai déjà relu les passages de son livre que M. Miquel indique; mais je ne veux pas m'en tenir là : ce médecin demande des lecteurs pour juger entre lui et moi; eh bien! je joins ma prière à la sienne pour qu'on veuille bien se donner la peine de le lire. M. Miquel est-il satisfait ?

J'ai dit que M. Miquel ne se faisait pas une

idée bien juste de ce qu'il faut entendre par action organique, et j'ai fait quelques efforts pour éclaircir ses idées sur ce point. Je n'ai pas pu parvenir à surmonter cette grande difficulté, et M. Miquel ne trouve pas encore très-claire la théorie que j'ai exposée. La question est donc maintenant de savoir si c'est sa faute ou la mienne; le public prononcera.

Je passe sur ce que dit M. Miquel contre l'opinion que j'ai soutenue, savoir que l'irritation est toujours de même nature, sous quelque forme qu'elle se manifeste. Ce médecin ne faisant que reproduire ses arguties connues, je ne pourrais que rappeler les faits que j'ai exposés, et ce serait rentrer dans une discussion que je veux épargner aux lecteurs. Je passe aussi sur la question de l'identité de l'irritation pathologique et de l'irritation physiologique que M. Miquel a mal discutée et dont il se débarrasse aujourd'hui par un subterfuge, et j'arrive à cette admirable proposition que M. Miquel regarde comme une déduction rigoureuse des principes physiologiques: la maladie est l'exagération de la santé.

J'ai dit à ce sujet, qu'il vaudrait autant faire dire à un physicien que l'orage est l'exagération du beau temps. M. Miquel a trouvé la comparaison plaisante; je suis enchanté de l'avoir égayé une fois dans le cours de mon article, je ne croyais pas avoir eu ce bonheur. Puis il trouve que j'ai oublié quelque chose dans cette comparaison; c'est que les élémens du beau temps ne sont pas seulement la *vapeur d'eau* et l'électricité, mais bien encore la chaleur et la lumière solaires, la *sécheresse* et l'élasticité, etc. Il est vrai d'abord que je ne me serais pas imaginé que la *sécheresse* fût un des élémens de l'atmosphère, ainsi que le dit M. Miquel un peu plus loin; encore moins que la sécheresse, la chaleur et l'élasticité de l'air fussent indispensables pour constituer le beau temps, mais il y a cet avantage à discuter avec M. Miquel qn'on apprend toujours quelque chose, même en médecine.

Ensuite, ce médecin nous dit que tous les élémens de l'atmosphère ne sont pas augmentés pendant l'orage, qu'il y en a quelques-uns de diminués. Puisqu'il a vu cela du premier coup, ne pouvait-il pas conserver une portion de cette prodigieuse sagacité, pour voir que dans les tissus irrités il y a ausi quelque chose de diminué: la cohésion dans presque tous; la transparence dans les membranes séreuses, la cornée et le cristallin; l'élasticité dans les tissus fibreux, etc. et que par consequent la comparaison reste exacte sous tous les rapports. Mais M. Miquel avait-il bien l'intention de prouver l'inexactitude de ce rapprochement, je ne le crois pas; il cherchait une occasion de placer une bonne plaisanterie ; il l'a trouvée, et voilà tout ce qu'il lui fallait. Un bon raisonnement aurait eu beaucoup plus de poids, il est vrai, dans la discussion, mais M. Miquel n'y tient pas ; pourquoi le chicanerions-nous sur ses goûts.

J'ai réfuté cette proposition de M. Miquel, par laquelle il prétend que le travail inflammatoire est une nouvelle fonction, une fonction pathologique qui n'a pas d'analogue dans les fonctions physiologiques, mais M. Miquel aurait voulu que je combattisse l'exemple qu'il a rapporté à l'appui de sa proposition, et il me blâme de ne l'avoir pas fait. Comme j'ai un vif désir de lui complaire, je lui dirai donc : qu'une parotide enflammée ne diffère *matériellement* d'une parotide saine, qu'en ce qu'elle reçoit plus de sang et plus de fluide nerveux, et qu'il s'y développe plus de chaleur, que par conséquent pour tout homme sage qui veut s'en tenir à ce que ses sens lui démontrent, il n'y a de différence entre ces deux états d'un même organe que du plus au moins ; que la différence des produits dans les deux cas ne prouve pas contre cette vérité, parce que le sang, dont la composition est si compliquée, doit nécessairement donner des produits différens suivant les *dégrés* de chaleur et la force du courant nerveux auxquels il est soumis; que l'expérience, d'accord avec le raisonnement, prouve qu'il en est ainsi, puisque la salive elle-même, comme tous les autres produits de sécrétion, varie dans sa composition dans l'état physiologique suivant les *degrés* d'excitation de la glande. Je lui dirai ensuite, qu'il est absurde d'appeler *fonction* le travail inflammatoire, parce que toute fonction suppose un organe qui l'exécute, et qu'on n'a pas encore découvert, que je sache, l'organe de l'inflammation. Mais j'avais déjà dit presque tout cela à M. Miquel, et il ne m'avait pas entendu; il faut donc qu'il ait des oreilles de plomb pour la vérité. Il me répondra sans doute encore qu'il ne suffit pas de l'afflux du sang dans une partie pour constituer l'inflammation, puisque les joues, les lèvres, etc., se colorent à chaque instant par l'afflux sanguin sans être pour cela enflammées. Avec un peu plus de hauteur de vues, M. Miquel aurait remarqué que la transition est insensible de l'afflux dont il parle à l'inflammation, comme de la nutrition normale à l'hypertrophie, du flux menstruel à l'hémorrhagie, de la sueur ordinaire à la sueur morbide, de l'action nerveuse régulière à la névrose, que par conséquent ces divers états ne diffèrent que par le degré, et il y eut vu une nouvelle preuve de ce que nous ne cessons de lui répéter, que la physiologie, ou, pour mieux dire, les phénomènes physiologiques sont le point de départ nécessaire des phénomènes pathologiques.

Je renvoie le lecteur à ce que j'ai dit dans mon précédent article sur les sympathies et les organes qui en sont les agens. Je le fais à regret, parce qu'il eût été piquant de faire voir que M. Miquel qui m'accuse sérieusement de n'avoir pas compris M. Broussais, ne s'est pas toujours compris lui-même et que j'en avais une excellente occasion. Mais j'ai déjà donné plus d'étendue à cette réponse que je ne l'aurais voulu, et il me reste encore plusieurs choses à dire. Je suis donc forcé d'abréger.

M. Miquel a cru voir une personnalité dans le portrait que j'ai tracé de l'homme dans le triomphe de l'amour propre satisfait. Avec plus de sang-froid, il se fut aperçu que je n'ai peint aucun de ses traits dans ce tableau, que j'y ai réuni ceux qui sont communs à tous les hommes dans l'expression du même sentiment, et que par conséquent il n'y a rien de personnel dans ce que j'ai dit. Il aurait alors évité de se donner le tort grave de nommer *populace physiologique* une partie de ses confrères, expression inconvenante quand on parle de médecins, et il m'eût surtout épargné le chagrin cuisant de voir publier que je ne suis pas beau, dans le journal de médecine le plus répandu de l'Europe, chagrin mortel et d'autant plus fondé, que par une fatalité sans exemple, c'est peut-être la seule fois qu'il ait raison et complètement raison dans toute sa réponse.

Mais, à la suite de ce portrait qui lui tient si fort au cœur, voulant donner un exemple du bon ton qui distingue sa polémique, j'ai rappelé les épithètes dédaigneuses qu'il adresse aux médecins qui ont le bonheur de ne pas partager ses opinions médicales, et j'ai dit, entr'autres, qu'il les traite tous d'échos serviles de M. Broussais. M. Miquel prétend que j'ai dit une chose plus qu'inexacte, pour ne pas se servir d'une expression plus impolie; qu'il a partagé les physiologistes en deux classes, les fanatiques et les dissidens, et qu'enfin il a eu la bonté de me comprendre parmi ces derniers. Je n'ai qu'une réponse à lui faire, c'est qu'il n'a pas lu son livre; autrement il y eût remarqué la phrase suivante : « Que MM. Goupil, Bégin, Roche, « Boisseau, Richond, et *tous les autres échos* de « M. Broussais déclament donc, etc. » (p. 536), et il ne m'aurait pas menacé d'une impolitesse. Quand j'affirme, je puis me tromper; mais je ne m'expose pas à être démenti.

J'ai essayé de démontrer que pour apprécier l'intensité d'une irritation quelconque et la comparer, sous ce rapport, avec une autre, il fallait toujours tenir compte, autant que possible, de l'étendue qu'elle occupe, de la douleur qui l'accompagne, et de la quantité de sang ou d'autres fluides qu'elle appelle dans la partie. Appliquant ce mode d'estimation à l'action du baume de Copahu et du poivre cubèbe dans le traitement de la blennhorragie, j'ai fait voir que l'irritation que ces médicamens produisent sur les voies digestives, bien qu'elle soit sans douleur et sans appel *appréciable* de fluides, est cependant plus forte que celle de l'urètre qu'elle révulse, en raison de la vaste étendue de la surface qu'elle occupe. M. Miquel prétend que l'irritation produite par ces médicamens équivaut à zéro, parce qu'elle est sans douleur et sans appel *appréciable* de fluides; il paraît que M. Miquel ne veut pas que l'étendue de la surface irritée entre, comme élément, dans l'évaluation de l'intensité de l'irritation dont elle est le siége; lui serait-il égal de le prouver. Il me demande ensuite si je connais une irritation qui soit sans douleur et sans appel appréciable de fluides, et me prie de la nommer. Mais celle même dont nous parlons, M. Miquel; celle que produisent le baume de Copahu et le poivre cubèbe sur les voies digestives; penseriez-vous par hasard que ces médicamens n'irritent pas la surface sur laquelle ils sont appliqués, et, si telle est votre opinion, vous serait-il égal de la prouver? Mais que vais-je demander des preuves à M. Miquel; ne sais-je donc plus que ce n'est pas son habitude d'en donner. Passe encore si je me bornais à lui demander des preuves syllogistiques, il m'en fournirait par centaines; mais des preuves de faits! Fi donc! Est-ce que vous me prenez pour un savant, me dirait à bon droit M. Miquel?

Je laisse mon adversaire se complaire dans l'idée qu'il a renversé la théorie de la gastro-entérite, et je ne répondrai pas à la partie de son article où il revient sur cette question. Il me faudrait trop d'espace pour la discuter. Je craindrais d'ailleurs de réveiller certains sifflets, dont le bruit aigre et discordant troublerait son repos, et je ne veux pas lui causer d'insomnies. Je ne ferai donc plus qu'une seule observation avant d'arriver au tableau de mortalité.

J'ai demandé à M. Miquel quel était le médecin qui avait avancé cette proposition absurde, savoir: que dans la scarlatine, la rougeole et la variole, c'est la gastro-entérite qui produit l'éruption. M. Miquel me répond hardiment que c'est M. Broussais. Je n'aurai pas besoin de me livrer comme lui à des interprétations forcées pour prouver le contraire; il me suffira de citer la proposition de l'*Examen*, où il est parlé de la variole. La voici : « C'est par une gastro-entérite aiguë, *premier effet* de l'agent contagieux, que débute la variole. La phlegmasie cutanée *la remplace*, et la termine lorsque les pustules sont en petit nombre, etc. » Ainsi la gastro-entérite est, suivant M. Broussais, le *premier effet* de l'agent contagieux. Or, dire que cet agent a un premier effet, c'est bien reconnaître qu'il en a un second. Et quel peut donc être ce second effet, si ce n'est l'éruption, lorsqu'il n'y a plus que cela dans la maladie. D'ailleurs l'auteur de la proposition ajoute que l'éruption *remplace* la gastro-entérite, et se serait-il exprimé ainsi, s'il eût été dans sa pensée que la phlegmasie cutanée fût produite par l'inflammation interne ? Mais j'aurais honte de chercher à prouver plus longuement une chose si évidente. M. Miquel a donc beau s'en défendre, l'absurdité lui reste en toute propriété ; je sais qu'il est déjà en fond, mais qu'il accepte toujours, ce qui abonde ne nuit pas.

J'arrive enfin au tableau de mortalité. M. Miquel déclare qu'il ne le discutera pas, et que M. Bousquet s'acquittera de ce soin dans le prochain cahier de la *Revue médicale*. Je n'ai donc à examiner ici que la manière dont M. Miquel cherche à se justifier d'avoir porté une accusation fausse, sans se donner auparavant la peine de s'assurer si elle était fondée.

D'abord, M. Miquel nous dit que le tableau a été publié la première fois sans commentaire, ensuite que M. Broussais en a confirmé l'exactitude en cherchant à prouver toute autre chose que sa fausseté, puisqu'en la reproduisant dans ses lettres, lui, M. Miquel, s'est borné au rôle de rapporteur; qu'il a cité en entier la réponse de M. Broussais, rapporté les observations de M. Bousquet et les siennes, transcrit les jugemens portés par les Rédacteurs det *Archives* et de la *Nouvelle Bibliothèque médicale*, et laissé aux lecteurs le soin de juger à leur tour. Quelle étrange justification! Parce que vous avez publié le tableau sans commentaire, en est-il moins faux? Parce que M. Broussais n'a pas eu la pensée que ce document pût être altéré, puisqu'il était publié par des médecins, en est-il moins faux? Parce que la réplique a été faible, en est-il moins faux? En est-il moins faux, enfin, parce que vous avez cité textuellement cette défense, rapporté les observations qu'elle vous a suggérées, et transcrit les jugemens que divers médecins en ont porté? Non, car il n'en reste pas moins certain que, sur vingt nombres qu'il renferme, il y en a dix-sept qui ne sont pas vrais. Vous n'aviez donc qu'un seul parti à prendre pour vous défendre avec fruit : c'était d'avouer que vous avez été trompé. On attendait de vous cette unique réponse, et chacun se fût empressé de vous croire, tant l'homme est naturellement enclin à supposer la probité là où il aperçoit quelque talent; et comme en même temps le tableau n'a pu se faire ni se falsifier lui-même, tout le blâme eût retombé sur son auteur, et l'on ne vous eût plus accusé que de légèreté. Je vous le dirai même avec franchise, je ne vous ai jamais cru coupable d'autre chose, et, si j'ai fait planer sur votre tête des soupçons plus graves, c'était pour vous faire sentir les inconvéniens des imputations hasardées pour celui-là même qui se les permet, et vous en infliger, autant qu'il était en moi, le juste châtiment.

Après s'être si mal justifié, M. Miquel se hâte de reprendre l'offensive. Il témoigne d'abord son étonnement de ce que j'ai attendu trente mois pour vérifier des faits aussi importans; comme s'il ne savait pas que des soins plus importans pour moi m'occupent (la publication des *Élémens de pathologie* que je compose avec M. Sanson); comme s'il ignorait qu'il m'a fallu quelque courage pour me livrer aux ennuyeuses recherches que nécessitait l'éclaircissement de la question, comme s'il ne voyait pas que l'affaire ne m'étant pas personnelle, je n'avais qu'un intérêt secondaire à la débrouiller. Il insinue que dans des calculs aussi compliqués, j'ai pu commettre des erreurs; je le défie d'en signaler une, et j'offre de lui communiquer tous les documens dans lesquels j'ai puisé. Il prétend que M. Broussais a voulu faire croire qu'il ne perdait qu'un malade sur trente, quand ce professeur s'est borné à dire que, *dans les hôpitaux* où la médecine physiologique était adoptée, au lieu de perdre un malade sur cinq, à peine avait-on la douleur d'en regretter un sur trente; ce qui n'exprime rien autre chose que les résultats d'un hôpital en masse, et non pas ceux d'un médecin en particulier. Enfin, pour expliquer la différence de la mortalité du Val-de-Grâce, entre les quinze premières années du siècle et les cinq qui ont immédiatement suivi, il appelle à son aide la guerre et toutes ses calamités, *y compris le typhus*, sans remarquer que ce n'est plus dès-lors entre une mortalité de 1 sur 16, et celle de 1 sur 28, qu'il faut établir la comparaison, mais bien entre une mortalité de 1 sur 5, qui est celle des années 1807 et 1814, et la mortalité de 1 sur 28 des années 1815, 16, 17, 18 et 19. Mais je ne dois pas traiter ici ces questions; il faut attendre que M. Bousquet ait parlé.

Deux mots encore, cependant.

J'ai prouvé que M. Miquel avait publié un faux tableau de mortalité, sans se donner la peine d'en vérifier l'exactitude, et c'est M. Miquel qui se plaint aujourd'hui qu'on le calomnie.

J'ai fait connaître scrupuleusement toutes les sources où j'ai puisé mes renseignemens, et M. Miquel, qui cache avec soin celle d'où lui viennent les siens, probablement parce qu'elle n'est pas pure, ose dire que les résultats que j'ai publiés sont suspects.

Enfin, M. Miquel m'accuse d'avoir égaré M. Broussais par mes adulations; je défie qui que ce soit de dire et de prouver que j'aie jamais fait en face un compliment à ce professeur, autre que ceux qu'exige la plus simple politesse.

L. Ch. Roche.

RÉPONSE DE M. BOUSQUET

AU PREMIER ARTICLE DE M. ROCHE.

Créée dans un temps d'anarchie pour conserver les saines doctrines, la *Revue médicale* crut voir un système dangereux dans le système *physiologique*, et dès-lors elle se fit un devoir de le combattre, sinon dans tous ses détails, du moins dans ses erreurs les plus palpables. Satisfaite du résultat de ses attaques, elle n'aurait jamais songé à soulever la discussion qui nous met de nouveau la plume à la main, si M. Broussais n'avait eu l'imprudence de défier ses adversaires et de les appeler sur le terrain où ils l'ont suivi. C'est au lit des malades, dit-il, que je les attends, c'est là que je veux convaincre par la puissance des chiffres ceux que mes raisonnemens n'ont pas touchés. Ses élèves eux-mêmes l'encourageaient à ces provocations. Les moins fanatiques d'entre eux, je veux dire ceux qui osaient penser que le médecin du Val-de-Grâce n'était pas infaillible, passant condamnation sur quelques raisonnemens, à la vérité insoutenables, aimaient pourtant à répéter qu'on ne pouvait juger de la pratique de leur maître d'après ses livres : voulant faire entendre par-là qu'il agissait mieux qu'il ne raisonnait, ou qu'il faisait la médecine mieux qu'il ne l'enseignait, ou bien enfin qu'il y avait peu d'accord entre ses théories et sa pratique.

Après vingt provocations du même genre, M. Broussais, égaré peut-être par l'enthousiasme de ses élèves, proclama lui-même les résultats de sa clinique, en affectant d'abord un langage un peu vague, comme un homme qui ne serait pas bien sûr de ce qu'il avance. En 1816, il dit qu'il existait à l'hôpital du Val-de-Grâce une diminution si prodigieuse dans la mortalité, que tout le monde en avait été frappé. En 1821, il dit que, s'il en croyait son pressentiment, la doctrine physiologique devait avoir prochainement sur la population une influence plus marquée que la découverte de la vaccine. Un peu plus tard, c'étaient bien d'autres prétentions : on lut avec scandale, dans le prospectus des *Annales*, que, tandis que M. Broussais avait à peine la douleur de perdre un malade sur trente, on en perdait un sur cinq dans les hôpitaux où sa doctrine n'était pas adoptée.

Cependant les médecins et les élèves qui, jaloux de vérifier les titres à tant de prétentions, avaient suivi la clinique de M. Broussais, n'étaient pas d'accord entre eux. Les uns vantaient ses succès; les autres déploraient ses revers, et l'auteur de cet écrit en connaît auxquels il a suffi de quelques mois d'assiduité au Val-de-Grâce pour en renier l'idole. Ses propres collègues parlaient différemment de sa pratique, bien qu'aucun d'eux ne fût dupe de ses hyperboles. Dans cet état de choses, il s'est trouvé des hommes qui, dit-on, nous ont blâmé, sinon d'avoir cherché la vérité, du moins de l'avoir proclamée. Fallait-il donc laisser un libre cours à de perfides exagérations? Fallait-il abandonner sans défense l'inexpérience et la bonne foi à tous les piéges de l'ambition et de l'orgueil? Fallait-il enfin se prêter, par un silence coupable, aux vues intéressées d'un chef de secte, et devenir ainsi son complice? car la vérité n'est ni à vous ni à moi, elle est du domaine public, et celui qui la connaît et en fait mystère, prend sur lui toutes les conséquences des erreurs qu'il pourrait dissiper.

S'il faut dire la vérité quand on la connaît, ce n'est pas une question; mais comment arriver à la vérité? C'est là le difficile. Nous crûmes l'avoir trouvée dans le tableau de mortalité qu'on a vu dans ce journal au mois d'avril 1824. Cependant, nous l'avouerons, il ne nous fut pas donné alors d'en constater l'exactitude; mais la bonne foi, la loyauté de son auteur nous était connue, et nous savions la source où il avait puisé. Que ne m'est-il permis de le nommer! son nom seul suffirait à ma justification; mais il ne veut pas être connu; il était libre de mettre à sa confidence telle condition qu'il lui plairait : il exigea que son nom resterait secret : rien ne pourra me faire manquer à ma parole. Je crus voir un autre avantage dans cette publication; je pensai que si elle n'était pas parfaitement exacte, elle provoquerait d'autant plus sûrement une déclaration franche et loyale de la part de M. Broussais. En cela je présumai trop bien de lui. Mille fois plus embarrassé pour justifier ses pompeuses annonces que je ne l'étais pour soutenir l'accusation portée contre lui, il se contenta, pour toute défense, de nous adresser cinq ou six observations, qu'il affaiblit encore en les délayant dans quinze ou 16 pages; et telle est l'impression qu'elles firent sur le public, que, dès ce moment personne ne douta plus de la vérité du tableau.

A peine fut-il connu, que l'alarme se répandit dans les rangs physiologiques, et l'on s'écria de toutes parts qu'il ne prouvait rien. C'était un spectacle curieux de voir les mêmes hommes qui, jusqu'à ce moment, n'avaient cessé d'invoquer les résultats de la clinique, tant qu'ils avaient cru que ces résultats leur étaient favorables, rejeter ce même témoignage dès qu'ils purent penser qu'il déposait contre eux. M. Broussais lui-même, appelant à son secours l'autorité de Corvisart, déclina ce genre de preuves, sans réfléchir que si le nécrologe d'un médecin n'absout ni ne condamne, il avait eu tort de se faire un titre de ses succès. Mais il est évident qu'il parlait alors contre sa conviction; il se faisait une logique de circonstance, et changer ainsi de logique, c'est n'en avoir point.

En effet, s'il était aussi persuadé qu'il lui plaît de le dire, du peu de valeur d'un tableau de mortalité dans une controverse médicale, viendrait-il aujourd'hui, après plus de deux ans, essayer de repousser, par l'organe d'un élève complaisant, les justes préventions que l'accusation du mois d'avril a suscitées contre ses principes? Il se peut sans doute que, pendant un, deux, trois trimestres, un, deux, trois ans, etc., un médecin soit plus malheureux que ses confrères sans donner le droit d'arguer des malheurs de sa pratique contre la solidité de sa théorie; mais il est un terme où, toutes choses égales, le nombre des succès et des revers établit, mieux que tous les raisonnemens, la valeur réelle d'une doctrine et en est la plus sûre garantie. Cette logique n'est pas seulement applicable à la médecine; il en est ainsi dans toutes les sciences, dans tous les arts, dans toutes les connaissances humaines; en toutes choses celui qui a le plus de succès passe avec juste raison pour le plus habile, et les méthodes qui le dirigent sont à bon droit réputées les meilleures.

Cependant d'autant plus irrité contre une logique si vulgaire qu'il s'en dissimule moins les conséquences, M. Roche a pris, dans sa critique, un ton d'aigreur dont la littérature médicale n'avait pas offert d'exemple depuis long-temps. Les auteurs qu'il attaque avec tant d'indécence n'ont pas envie d'user de représailles : ils sont assez vengés par l'effet que la lecture de son article a produit sur toutes les personnes qui ont quelque sentiment des bienséances. Ils craindraient d'ailleurs de le rendre responsable d'une faute dont il est peut-être innocent. Quand on songe que tout ce qui professe la nouvelle doctrine, depuis le maître jusqu'au dernier élève, tout affecte le même ton d'assurance et de hauteur, comment ne pas croire qu'il leur est inspiré par la doctrine elle-même ? Dans cette pensée, il y aurait mauvaise grâce à répondre aux calomnies, aux injures, aux insinuations de tout genre dont l'honorable confrère s'est montré si prodigue envers nous. Élevés par d'autres maîtres, il est tout simple que nous n'ayons ni les mêmes principes ni les mêmes manières.

Quelles que soient l'inconvenance et la violence de l'attaque, elles ne me rendront point injuste envers l'agresseur, elles ne m'empêcheront pas de convenir que, sur le nombre de ses observations critiques, il s'en trouve qui sont justes et fondées. Je ne tire pas mes preuves des renseignemens qu'il s'est procurés auprès du sous intendant du Val-de-Grâce, de l'infirmier-major et de M. Broussais lui-même : la source en peut paraître suspecte, et M. Roche avoue qu'ils sont incomplets. Plus heureux que lui, j'ai trouvé des documens précieux, incontestables. Recueillis jour par jour avec un soin scrupuleux, ils remontent au commencement de ce siècle, en sorte qu'on pourrait, au besoin, donner le mouvement du Val-de-Grâce pendant vingt-cinq ans. Ainsi on ne dira pas que c'est un travail médité dans l'ombre contre M. Broussais. Tout le monde sait qu'il n'est entré au Val-de-Grâce qu'en 1815, et c'est l'année suivante que la nouvelle doctrine a vu le jour.

Il est donc inutile au but que je me propose de parler ici des temps antérieurs à 1815 ; le plan et les bornes de cette réponse me sont donnés par le tableau du mois d'avril et par l'article de M. Roche : je n'en dois pas sortir aujourd'hui.

Mais hâtons-nous d'entrer en matière et posons d'abord nettement les questions. Qu'a voulu prouver l'éditeur du tableau? Deux choses, l'une, que M. Broussais perd plus d'un malade sur trente; l'autre, qu'il perd plus de malades que ses collègues.

Reprenons chacune de ces questions : M. Broussais perd-t-il plus d'un malade sur trente ? Ses plus zélés partisans, et M. Roche lui-même, accorderaient volontiers ce premier point si on consentait à leur abandonner le second. Et cependant, il y a quelque différence entre leurs calculs et les nôtres; mais en vérité ces différences sont si légères que ce n'était pas la peine d'en faire tant de bruit.

En effet, le tableau comprend, comme on sait, 1815, 16, 17, 18 et 19. Sur ces cinq années, on veut bien reconnaître l'exactitude du tableau pour 1816, et remarquez que c'est l'année la plus favorable à M. Broussais, il ne perdit que 1 malade sur 19; toutefois il y a loin de 19 à 30.

Moins heureux en 1815, la mortalité de son service s'éleva à 1 sur 11. Encore M. Roche trouve-t-il cette proportion trop faible puisqu'il la porte à 1 sur 8; mais c'est peut-être une erreur typographique dont nous ne voulons pas profiter. Dans tous les cas, il ne dira pas, cette fois, que nous avons enflé le nécrologe de son maître.

Passons à 1819, nous reviendrons bientôt à 1817 et 1818. Le tableau évalue la mortalité de 1819 à 1 sur 8; M. Roche à 1 sur $9\frac{4}{5}$, et voici, selon lui, ce qui a pu nous induire en erreur. Il suppose que nous avons donné à M. Broussais un malade qui mourut avant la visite, un autre qui mourut après une seule visite, et un troisième qui se jeta par la fenêtre. A l'égard du premier, nous ne pouvons rien dire, sinon que si le billet d'entrée fut signé par M. Broussais, il n'est pas douteux qu'on n'ait mis sur son compte un malade mort dans son service. Quant aux deux autres, nous pouvons avouer que M. Roche ne s'est point trompé sans qu'il soit en droit de se prévaloir de cet aveu. On a dû penser, en effet, que ce qui arrivait dans un service, pouvait arriver dans un autre; car il n'est pas probable qu'il n'y ait que les malades de M. Broussais qui soient exposés à mourir après une seule visite ou à se jeter par la fenêtre; et s'il fallait citer un exemple récent de ce dernier malheur, on le trouverait dans le département d'un de ses confrères pendant le mois de décembre de l'année qui vient de s'écouler.

Mais admettons, si l'on veut, que M. Broussais n'ait perdu, en 1819, qu'un malade sur $9\frac{4}{5}$ au lieu d'un sur 8. Si la nouvelle doctrine est satisfaite de ce résultat, elle n'est pas difficile : à la vérité, M. Roche fait observer qu'il y eut beaucoup de malades, « qu'il régna une épidémie de rougeo-
« les dans les mois d'avril et de mai sur les sol-
« dats de la garnison de Paris, qu'elle a sévi
« principalement sur les recrues, dont plusieurs
« étaient en même temps atteints de nostalgie;
« que, dans les mois cités, et dans celui de juin,
« *soixante-douze individus ont succombé pour la*
« *plupart* à cette affection ou à ses suites, tandis
« que dans les cinq autres mois, pendant lesquels
« M. Broussais a fait le service, il n'a perdu que
« 39 malades. »

A en juger par le nombre des morts, sans doute celui des malades dut être considérable; mais ce n'est pas ici le lieu de démontrer combien cette manière de compter est vicieuse. Il s'agit du mouvement des salles de M. Broussais pendant le trimestre dont parle M. Roche; et voici ce mouvement : En avril, M. Broussais eut 154 sortans et 26 morts; en mai, 186 sortans et 27 morts; en juin, 142 sortans et 20 morts; en tout 482 sortans et 73 morts. Ainsi, quand on dit que 72 *individus ont succombé*, on ne se trompe que d'un seul. Mais puisqu'ils sont tous morts, pourquoi ajoute-t-on *pour la plupart*, et que signifie cette manière de parler ? Nous ne dirons pas que la franchise de M. Roche se peint mal dans son style : nous ne voulons voir dans cette tournure qu'un vice de rédaction.

Et cependant tout ce passage est singulier; il y a quelque chose de confus et d'embarrassé : on a peine à distinguer si c'est à la rougeole ou à la nostalgie qu'il faut attribuer la mortalité dont on cherche à disculper la nouvelle doctrine. D'abord, on ne parle que de la rougeole; puis on glisse la nostalgie, et l'on dit que 72 *malades ont succombé, pour la plupart, à* CETTE *affection*. A quelle affection? à la rougeole sans doute? mais, ici, l'erreur serait d'autant plus facile et plus excusable, que la rougeole étant, en général, très-bénigne, et la nostalgie très-grave, il pourrait paraître plus naturel d'imputer à la seconde de ces maladies les ravages dont on accuse la première.

M. Roche lui-même, en appelant la nostalgie à son secours, prouve assez, ce me semble, qu'il craint peu les suites de la rougeole. La rougeole, en effet, est rarement dangereuse, surtout en France ; mais il en est de cette éruption comme des autres, comme de toutes les maladies dont le traitement varie suivant les constitutions. Et qui devrait le savoir mieux que M. Broussais ? S'il n'a pas perdu le souvenir de l'épidémie de 1825, qu'il dise combien de varioles ont été sauvées par les sangsues, ou nous le dirons un jour pour lui. Il n'y aurait rien d'étonnant que le même moyen n'eût pas obtenu plus de succès dans l'épidémie de rougeoles de 1819 : tout ce que je puis assurer en ce moment, c'est qu'elle ne fut pas également meurtrière dans tous les services. On ne parle ici ni de M. Desgenettes, ni de M. Vaidy ; on sait que, d'après l'usage établi dans l'hôpital, M. Desgenettes était alors dans son trimestre de repos, et que M. Vaidy, appelé à la chaire de clinique interne de l'hôpital militaire de Lille, quitta Paris au commencement d'avril. Mais M. Pierre était toujours là ; et quoi qu'en dise M. Roche, tout son service n'était pas composé de prisonniers et de galeux. Picpus, créé pour recevoir les galeux, leur ouvrit précisément ses portes au mois d'avril, c'est-à-dire au moment où commença l'épidémie.

Enfin les rougeoles pénétrèrent jusque dans les salles des vénériens et des blessés et quoiqu'ici la complication dût ajouter à la gravité de l'éruption, la mortalité fut presque nulle.

A l'égard des deux années dont il nous reste à parler, nous convenons humblement que M. Roche a su se procurer des renseignemens plus exacts que ceux que nous avons donnés. Il est vrai qu'en 1817 la proportion des décès aux guérisons a été de 1 sur 16 au lieu de 1 sur 14, et celle de 1818 de 1 sur 14 au lieu de 1 sur 12, comme on l'a dit fort injustement. Quand on s'est trompé de bonne foi, il en coûte peu d'avouer ses erreurs. Loin de déguiser les miennes, je veux les mettre dans tout leur jour en donnant ici le mouvement du service de M. Broussais, mois par mois, pendant tout le temps qu'embrasse le tableau qu'on connaît.

DOCTRINE MÉDICALE.

ÉTAT MENSUEL, ANNUEL, ET QUINQUENNALE des *Militaires* traités pas M. BROUSSAIS à l'hôpital du *Val-de-Grâce*.

ANNÉES.	MOIS.	SORTANS	MORTS.	RAPPORT ET PROPORTION.	OBSERVATIONS.
1815.	Janvier	29	6		Les mois qui ne figurent pas au présent état sont ceux où M. Broussais n'a point fait de service.
	Février	77	9		
	Mars	86	6		
	Avril	101	8		
	Mai	91	6	1 mort sur 11 sortans.	
	Juin	154	3		
	Juillet	140	11		
	Août	37	6		
	Sept.	40	5		
	Octobr.	18	4		
	Nov.	51	9		
	Décem.	21	4		
1816.	Janvier	24	1		
	Février	22	1		
	Mars	23	3		
	Avril	63	4		
	Mai	83	4		
	Juin	65	6	1 mort sur 19 sortans.	
	Juillet	55	1		
	Août	42	3		
	Sept.	51	1		
	Octobr.	104	4		
	Nov.	79	1		
	Décem.	70	6		
1817.	Janvier	78	10		
	Février	41	6		
	Mai	111	3	1 mort sur 16 sortans.	
	Juin	81	5		
	Juillet	91	3		
	Août	62	4		
	Sept.	63	4		
	Octobr.	99	4		
1818.	Janvier	69	10		
	Février	81	1		
	Mars	55	6		
	Avril	111	6		
	Mai	134	15	1 mort sur 14 sortans.	
	Juin	125	6		
	Juillet	99	4		
	Août	90	7		
	Sept.	109	7		
	Octobr.	81	2		
	Nov.	78	10		
	Décem.	86	8		
1819.	Janvier	69	9		
	Février	81	6		
	Mars	125	11	1 mort sur 8½ sortans.	
	Avril	154	26		
	Mai	186	27		
	Juin	142	20		
	Juillet	141	10		
	Décem	68	3		
TOTAUX.	«	4236	345	«	«

Récapitulation.

ANNÉES.	SORTANS.	MORTS.	RAPPORT ET PROPORTION.
1815	845	77	1 mort sur 11 sortans
1816	681	35	1 id. id. 19 id.
1817	626	39	1 id. id. 16 id.
1818	1118	82	1 id. id. 14 id.
1819	966	112	1 id. id. $8\frac{1}{2}$ id.
Totaux...	4236	345	1 mort sur $12\frac{1}{4}$ sortans.

Maintenant que M. Roche a bien joui de toute ma confusion, qu'il me soit permis à mon tour de lui demander si M. Broussais perd plus d'un malade sur trente, et ce qu'il faut penser de toutes ses protestations de franchise et de candeur. Mais nous croira-t-on? pourra-t-on jamais croire qu'un médecin, un professeur, du haut de la chaire d'Hippocrate, proclame pour être vrai ce qu'au fond du cœur il sait être faux? Que si l'évidence l'emporte, on dira peut-être qu'il s'est fait illusion à lui-même : plût au ciel qu'il lui restât cette excuse! toute faible qu'elle est, nous l'adopterions avec empressement, tant

il répugne de soupçonner la bonne foi là où l'on peut supposer l'ignorance ou la légèreté. Mais il ne nous est pas permis de prendre le change, et c'est M. Roche lui même qui nous enlève cette triste et dernière ressource, en déclarant, dans sa réplique à M. Miquel, que M. Broussais n'a jamais voulu faire croire qu'il ne perdait qu'un malade sur trente; mais qu'il « s'est borné
« à dire que, dans les hôpitaux où la médecine
« physiologique était adoptée, au lieu de perdre
« un malade sur cinq, à peine avait-on la dou-
« leur d'en regretter un sur trente, ce *qui n'ex-*
« *prime rien autre chose que les résultats d'un*
« *hôpital en masse, et non pas d'un médecin en*
« *particulier.* »

J'essaierais en vain de décrire l'étonnement où m'a jeté la première lecture de ces lignes. Aujourd'hui je doute encore si je les ai bien comprises, car enfin, s'il est vrai que M. Broussais ait embrassé, dans ses calculs, tous les malades de l'hôpital, fiévreux, blessés, galeux et vénériens, nous aurait-il laissé croire jusqu'à présent qu'il n'ait voulu parler que des fiévreux, et encore des fiévreux confiés à ses soins? Aurait-il laissé le public dans l'erreur pendant deux ans et demi, lui qui, deux mois après la publication du tableau, avait déjà pris la plume pour défendre le prospectus des *Annales*? Mais

M. Roche lui-même, pourquoi n'a-t-il pas parlé plus tôt? Il fait un premier article, et il ne dit rien : on le réfute; il en fait un second, et ce n'est qu'à la fin de celui-ci, et comme en passant, qu'il donne une explication qui, connue d'abord, eût arrêté ou plutôt eût prévenu toute discussion : car, même en admettant qu'il ne meure au Val-de-Grâce qu'un homme sur trente, ce n'est là rien de bien merveilleux pour qui connaît la composition de l'hôpital. Ce qu'il y a de certain, c'est que si M. Broussais eût permis qu'on fît plus tôt l'aveu tardif qui vient d'échapper à M. Roche, nous n'aurions jamais songé à contester à la nouvelle doctrine les avantages dont elle se glorifie, et nous n'aurions pas à nous reprocher d'avoir troublé les jouissances de ceux qui la professent.

En effet, prenons l'année la plus favorable à M. Broussais. En 1816, le Val-de-Grâce reçut 3830 malades, dont 1440 fièvreux, 496 blessés, 777 galeux, et 1117 vénériens. Il mourut 5 vénériens, 4 galeux, 10 blessés et 61 fièvreux, sur lesquels 35 appartenaient à M. Broussais. Que ce médecin, chargé, de concert avec M. Vaidy, du service des fièvreux, ait fait plus de pertes que ses collègues, cela s'explique naturellement par la différence des maladies qu'il avait à traiter; mais il est bon d'indiquer la base de ses calculs et de dévoiler le mystère de ses combinaisons ; il importe enfin de dire comment, perdant, terme moyen, un malade sur $12\frac{1}{4}$, il s'est trouvé conduit à dire qu'il n'en perdait qu'un sur 30 : c'est en confondant tous les services ensemble et en divisant le nombre total des morts par celui des guérisons. Or, si on considère que les blessés, les vénériens et les galeux, trois fois plus nombreux que les fiévreux, perdirent trois fois moins de monde, on appréciera à leur juste valeur les prétentions de M. Broussais, et l'on conviendra sans doute avec nous que de toutes les mystifications que depuis plusieurs années il s'amuse à faire au public, celle-ci est la plus forte et la mieux combinée.

J'arrive à la seconde question. M. Broussais perd-il plus de malades que ses collègues? La réponse est dans le tableau; mais, sous ce rapport encore, on en conteste la fidélité; on fait plus, on proteste contre toute comparaison entre le service de M. Broussais et celui des autres médecins. Ainsi, le problème se complique et se divise en deux parties qu'il convient d'examiner séparément. Et d'abord, il est juste de convenir qu'il y a des erreurs dans le premier tableau; ces erreurs sont même assez nombreuses, nous le disons à notre honte, et sans accuser en aucune manière la personne de qui nous le tenons.

M. le baron Desgenettes a été, comme chacun sait, médecin en chef du Val-de-Grâce jusqu'en 1820, époque à laquelle il est entré dans le Conseil supérieur de santé où l'appelaient ses services et sa réputation. Plus occupé de surveiller et d'assurer le service dont il avait la direction que d'y concourir, il n'a pas vu de malades, en 1819, et j'ignore pourquoi il figure sur le tableau : c'est une erreur signalée par M. Roche, et que les documens que j'ai sous les yeux me forcent de reconnaître. Il est encore vrai que les années précédentes il n'a pas fait le service avec la même régularité que les médecins ordinaires. Au reste, tout cela est noté sur le nouveau tableau ci-joint. On y verra de même qu'en 1816 et 1817 M. Pierre n'eut à traiter que des galeux : aussi ne perdit-il la première de ces années qu'un malade sur 193, et la seconde un sur 167. Ce sont-là des erreurs grossières, et j'ai tant de plaisir à les reconnaître, que je ne remercie pas moins M. Roche de m'en avoir fourni l'occaion, que MM. N. de m'en avoir donné les moyens.

Mais au milieu de toutes ces erreurs, une chose est vraie et restera, c'est que M. Broussais a perdu plus de malades que ses collègues, comme il est aisé de s'en convaincre en jetant un coup-d'œil sur ce tableau, dont je garantis l'exactitude.

ÉTAT QUINQUENNAL de l'Hôpital militaire du *Val-de-Grâce*, ou *Tableau numérique des Militaires traités dans les divisions respectives de MM. les Docteurs*

ANNÉES.	BROUSSAIS.			DESGENETTES.			VAIDY.		
	Sortis par billets ou évacués.	MORTS.	Rapport et proportion.	Sortis par billets ou évacués.	MORTS.	Rapport et proportion.	Sortis par billets ou évacués.	MORTS.	Rapport et proportion.
1815	845	77	1 sur 11	»	»	«	821	40	1 sur 20 1/2
1816	681	35	1 id. 19	156	2	1 sur 78	698	26	1 id. 27
1817	626	39	1 id. 16	372	27	1 id. 14	824	57	1 id. 14
1818	1118	82	1 id. 14	106	9	1 id. 12	728	26	1 id. 28
1819	966	112	1 id. 8 1/2	235	11	1 id. 21 1/2	1390	71	1 id. 19 1/2
Totaux.	4236	345	1 sur 12 2/7	869	49	1 sur 17 3/4	4461	220	1 sur 20 1/4

ANNÉES.	PIERRE.			BARBIER.			DUVIVIER.		
	Sortis par billets ou évacués.	MORTS.	Rapport et proportion.	Sortis par billets ou évacués.	MORTS.	Rapport et proportion.	Sortis par billets ou évacués.	MORTS.	Rapport et proportion.
1815	416	26	1 sur 16	1802	30	1 sur 60	1958	44	1 sur 45
1816	773	4	1 id. 193	486	10	1 id. 49	1112	5	1 id. 222
1817	669	4	1 id. 167	478	8	1 id. 59	1104	2	1 id. 552
1818	694	26	1 id. 27	1058	16	1 id. 66	1090	4	1 id. 272
1819	1256	78	1 id. 16	596	12	1 id. 49	1187	9	1 id. 132
Totaux.	3808	138	1 sur 27 2/3	4420	76	1 sur 58 1/2	6451	64	1 sur 100 3/4

Récapitulation.

MM.	SORTANS.	MORTS.	Rapport et proportion	OBSERVATIONS.
Broussais...	4,236	345	1 sur 12 $\frac{1}{4}$	
Desgenettes.	869	49	1 id. 17 $\frac{3}{4}$	
Vaidy......	4.461	220	1 id. 20 $\frac{1}{4}$	
Pierre......	3,808	138	1 id. 27 $\frac{2}{3}$	Le service de M. Pierre des années 1816 et 1817, était composé de galeux.
Barbier....	4,420	76	1 id. 58 $\frac{1}{6}$	
Duvivier...	5,451	64	1 id. 100 $\frac{3}{4}$	
Totaux.....	24,245	892	1 sur 6	

Forcé de se rendre à la puissance des chiffres, M. Roche reconnaît à la fin la justice de l'accusation portée contre son maître. Mais à peine a-t-il admis le principe, qu'il désavoue les conséquences qu'on en a tirées : il consent bien à dire qu'il meurt plus de monde dans les salles de M. Broussais que dans celles de ses confrères, mais c'est à condition qu'on n'en inférera rien contre la doctrine dont il s'est fait le soutien. Ses moyens de défense, quoique assez compliqués, se réduisent tous à un seul : c'est que le service de M. Broussais n'est pas comparable à celui de ses collègues, pour plusieurs raisons que nous mettrons sous les yeux de nos lecteurs, avec les propres expressions de l'auteur autant que possible, afin qu'on ne nous accuse pas d'affaiblir ou de dénaturer ses objections.

« Ces Messieurs (MM. Bousquet et Miquel)
» ont eu l'injustice de mettre en parallèle des
» services qui ne sont comparables sous aucun
» rapport. Ainsi, tandis que M. Broussais n'a
» jamais eu que des fiévreux dans ses salles, je
» trouve, en 1819, dans le service de MM. Pierre
» et Vaidy, un assez bon nombre de galeux, et
» une salle toute entière, N°. 10, qui ne ren-
» ferme que des prisonniers mangeant les trois
» quarts. » On a déjà reconnu ce qu'il y a de fondé dans cette objection en ce qui concerne M. Pierre, dont le service était en effet composé de galeux en 1816 et 1817. Mais celui de M. Vaidy était le même que celui de M. Broussais; car il n'a jamais eu que des fiévreux, parmi lesquels il s'en trouvait quelquefois, il est vrai, qui avaient la gale; mais comme ils avaient en même temps la fièvre, ils n'en étaient que plus malades; et si, sous ce rapport, on veut établir une différence entre les deux services, elle est tout à l'avantage de M. Broussais.

Il nous reste à parler des prisonniers auxquels M. Roche accorde généreusement les trois quarts, pour faire entendre sans doute qu'ils sont peu ou point malades; insinuation d'autant plus coupable, que c'est là qu'on trouve les affections les plus graves, et que la mortalité y est plus considérable que partout ailleurs. Si M. Roche connaissait la topographie du Val-de-Grâce, il saurait que les salles 9 et 10 sont les plus malsaines de l'hôpital; et cela est si vrai, que, lorsque les prisonniers étaient encore traités à Montaigu, l'administration s'étant vue forcée, à cause de l'affluence des blessés, d'en placer quelques-uns dans ces mêmes salles, les plaies y dégénéraient promptement en ulcères scorbutiques, ensorte que les officiers de santé, à leur tour, se crurent obligés de réclamer contre cette mesure. Outre ces causes de maladie, il en est d'autres auxquelles les prisonniers sont exposés, et la moindre réflexion eût suffi pour les faire pressentir : mal nourris, mal vêtus, renfermés dans des lieux humides et peu aérés, livrés à la débauche la plus honteuse, et sous le poids des affections les plus tristes, comment pourraient-ils se soustraire aux fâcheuses conséquences de leur position? Presque tous les médecins du Val-de-Grâce ont fait à leur tour le service des prisonniers; tous vous diront que les maladies y sont graves et les décès nombreux; tellement que l'année dernière encore l'autorité militaire ordonna une enquête pour en rechercher les causes.

Il est une autre objection sur laquelle on fonde, à ce qu'il paraît, beaucoup d'espoir, car on ne cesse de la mettre en avant, soit qu'on veuille démontrer l'iniquité de ceux qui comparent le service de M. Broussais avec celui de ses confrères, soit qu'on cherche à justifier la nouvelle doctrine de l'excès de mortalité qu'on lui reproche. « C'est que les salles de M. Brous- » sais étant consacrées à la clinique, le chirur- » gien de garde a *toujours* eu l'ordre d'y en- » voyer les malades les plus gravement affec- » tés. » Cette objection tant répétée a subi quelques variantes. D'abord, M. Broussais, qui pourtant devrait savoir ce qui en est, dit que, d'après un usage dès long-temps établi dans l'hôpital, le médecin en chef recevait les maladies les plus graves, et, à l'appui de ses paroles, il cita une lettre de M. le baron Desgenettes. Il ne réfléchit pas alors qu'il se condamnait lui-même, par la raison infiniment simple qu'il n'était pas médecin en chef pendant les cinq années que comprend le tableau. Les plus *gros* malades, pour me servir de ses expressions, n'étaient donc pas pour lui, ils étaient pour M. Desgenettes ; mais on ne pense pas à tout.

Aujourd'hui pourtant il se ravise, il se fait

donner les plus *gros* malades comme professeur de clinique ; et, pour ne pas démentir dans un temps ce qu'il a avancé dans un autre, il fait ajouter qu'il partageait ce triste privilége avec M. Desgenettes. Les deux ordres, dit M. Roche, existaient en même temps. S'il en était ainsi, M. Broussais aurait bien dû se réserver les prisonniers et les officiers ; les officiers, qui étant pour la plupart d'anciens militaires, hors de service, accablés de chagrins et de regrets, et atteints de maladies chroniques, offrent si peu de chances de guérison. Il aurait bien dû s'entourer des phthisiques, qui, dans tous les pays, et surtout dans les hôpitaux militaires, figurent pour une si grande proportion sur les tableaux de mortalité. Il aurait bien dû... Mais est-il vrai que M. Broussais se réservât les hommes les plus malades ? Plusieurs de ses collègues, interrogés sur ce fait, ont répondu, remarquez leur discrétion, qu'il n'était pas venu jusqu'à eux. En d'autres termes, ils n'en avaient jamais entendu parler avant le commencement de cette discussion. A défaut de renseignemens plus positifs, je me suis adressé aux chirurgiens sous-aides eux-mêmes : même réponse. Or, il est bien clair que ceux-là du moins qui n'avaient pas connaissance de la consigne ne l'ont pas observée. Mais je ne serais pas étonné que, depuis l'origine de ces débats, M. Broussais n'eût donné, proclamé, affiché même l'ordre dont il se prévaut tant aujourd'hui, ne fût-ce que pour avoir le droit de dire qu'il a été donné, ou pour se ménager les mêmes ressources contre une nouvelle attaque.

Non, M. Roche, non, les chirurgiens sous-aides ne distinguaient pas le service de votre maître d'avec celui de ses confrères dans la répartition des malades, répartition que d'ailleurs ils ne faisaient pas, qu'ils ne pouvaient pas faire. Tout entiers à d'autres soins, ils n'avaient qu'une pensée, qu'un seul but, de ne pas envoyer aux fiévreux ni aux blessés un vénérien ou un galeux, et réciproquement : en cela d'autant plus attentifs, qu'ils étaient bien sûrs de payer d'un jour de garde la moindre infraction à cette consigne. Le reste ne les regarde pas. A mesure que l'hôpital se dégarnit, le *commis aux entrées* tient note des vides, et lorsqu'il vient de nouveaux malades, ce même *commis* désigne les places vacantes sans s'embarrasser de la gravité des maladies, qu'il est d'ailleurs hors d'état d'apprécier puisqu'il n'est pas médecin. En répétant ici ce que nous avons dit dans notre réplique à M. Broussais, nous faisons assez voir que nous ne nous laissons imposer ni par les observations ni par le ton de M. Roche. A l'entendre, cependant, notre raisonnement est piroyable et notre objection tombe d'elle-même ; car, dit-il, tout le monde sait que, dans les hôpitaux militaires, c'est le chirurgien de garde qui *reçoit* les malades. D'accord, le chirurgien de garde reçoit les malades, en ce sens qu'il signe leur billet d'entrée ; mais les place-t-il ? désigne-t-il la salle et le lit qu'ils doivent occuper ? choisit-il le médecin qui leur donnera des soins ? Encore un coup, non ; tel tombe entre les mains de M. Broussais, qui, s'il était entré la veille, serait tombé entre celles de M. Damiron ou de M. Coutanceau. Ainsi, quand même les officiers de santé de garde seraient expressément chargés de diriger les malades dans telle ou telle salle, quand même il serait aussi facile qu'il est difficile de prévoir, au début des maladies, ce qu'elles deviendront plus tard ; quand même l'administration, guidée par des vues d'ordre et d'économie, n'exigerait pas que les salles fussent toujours tenues au complet ; quand rien de tout cela ne serait, on soutiendrait encore que le hasard qui fait les vacances aurait bien plus de part au classement des malades que la volonté de celui qui les reçoit.

Si, après tous ces débats, il était possible que le public ne sût pas à quoi s'en tenir sur un fait si facile à vérifier, il resterait encore un moyen de le tirer d'embarras. Que M. Broussais publie un certificat signé de tous ses collègues, et qui confirme qu'il recevait, en effet, les maladies les plus graves ; qu'il fasse constater de la même manière qu'il a existé au Val-de-Grâce une salle de convalescens, comme l'a dit M. Bégin, ou qu'il se défaisait de ses convalescens au profit de ses confrères, comme le fait entendre M. Roche, et nous serons les premiers à nous rendre à des témoignages si respectables. Mais jusques-là, jusqu'à ce qu'on ait répondu à ce double défi que nous portons ici publiquement, nous resterons convaincus que le moyen de défense dont on fait si grand bruit n'est qu'une invention de l'amour propre offensé pour déguiser sa défaite.

Le champ des conjectures est vaste, et quand une fois on y est entré, il est difficile d'en sortir. M. Roche suppose maintenant « qu'une
» autre erreur est venue contribuer à l'aug-
» menter (la mortalité) en apparence ; elle con-
» siste en ce qu'on n'a tenu aucun compte à
» M. Broussais des hommes évacués de ses salles
» sur les services des galeux, vénériens ou
» blessés, et que l'on a calculé sa mortalité en
» divisant le nombre des sortans par celui des
» morts, ainsi qu'un tableau venant de l'admi-
» nistration, que j'ai sous les yeux, en fait
» foi. » On est sans doute bien fort lorsqu'on a

pour soi le suffrage d'une administration, mais on l'est encore davantage lorsqu'on a celui de la vérité. Si M. Roche connaissait l'hôpital dont il parle, s'il avait seulement pénétré jusqu'au bureau des entrées, il y aurait vu un casier dans lequel se trouvent les noms de tous les malades avec l'indication de la salle et du lit qu'ils occupent. Si, pendant son séjour dans l'hôpital, un homme passe, pour une raison quelconque, d'une division dans une autre, d'une salle dans une autre, d'un lit à un autre, le changement est aussitôt indiqué sur son bulletin et rapporté sur le billet d'entrée ; en sorte que ce malade, perdu pour l'officier de santé qu'il quitte, n'est compté que pour l'officier de santé dont il reçoit les derniers soins, qu'elle qu'en soit l'issue. Toujours est-il que les évacués n'enflent ni ne diminuent le nécrologe d'aucun médecin. Ainsi le veut la régularité du service ; ainsi le veut l'ordre de la comptabilité, ajoutons et la justice ; car tous les évacués ne sont pas guéris, il s'en faut de beaucoup. Si M. Roche en doute, M. Broussais le sait bien. Faut-il lui rappeler la discussion qu'il eut à soutenir dans la pharmacie contre un chef de service qu'il voulait gratifier d'un moribond, sous prétexte qu'il était blessé ? Ce malade, à la vérité, ne fut point accepté et succomba deux jours après dans les salles des fiévreux ; mais il s'est trouvé des officiers de santé plus faibles ou plus complaisans. Que les défenseurs de M. Broussais se rassurent donc, les évacués ne sont pas restés à sa charge, et l'on dit que ses collègues s'en sont plaints quelquefois.

Changeant tout-à-coup de rôle, de la défense on passe à l'attaque, et, par une tactique un peu usée peut-être, on n'imagine rien de mieux que de prêter à la nouvelle doctrine des résultats opposés à ceux qu'on lui reproche. Elle est accusée de perdre plus de malades que les autres : on répond qu'elle en sauve davantage. « C'est « au Val-de-Grâce, dit M. Roche, qu'elle a pris « naissance, c'est donc là qu'il faut la juger. Si « elle est dangereuse, la mortalité a dû néces- « sairement s'accroître dans cet hôpital; si, au « contraire, elle est utile, cette mortalité a dû « nécessairement diminuer. » Et là-dessus il cite un tableau de sa façon, divisé par périodes de cinq ans, depuis 1800 jusqu'en 1820, et duquel il résulterait que de 1800 à 1804 la proportion des morts aux guérisons a été d'un sur $16 \frac{1}{43}$, de 1805 à 1809 d'un sur $10 \frac{15}{16}$, de 1810 à 1814 d'un sur $9 \frac{4}{5}$, et de 1815 à 1819 d'un sur $28 \frac{1}{10}$.

Ces résultats, ajoute-t-on, n'ont pas besoin de commentaires, ils parlent plus haut que tous les raisonnemens. C'est ce qu'il faut examiner. Nous ne voulons pas prendre la peine de rechercher s'ils sont exacts; nous nous en rapportons à M. Roche. Nous croyons donc que la mortalité va diminuant au Val-de-Grâce; mais cette diminution est-elle l'ouvrage de la nouvelle doctrine? C'est bien là, si je ne me trompe, le point de la question. Pour la résoudre, il faut voir d'abord s'il n'a pas existé d'autres causes susceptibles de produire les résultats dont on fait si généreusement honneur à quoi? Au système le plus étroit, le plus mesquin, et peut-être le plus dangereux de tous; parce qu'étant le plus exclusif, il est le moins propre à répondre aux nombreuses variétés des infirmités humaines.

Or, nous soutenons que, depuis le commencement de ce siècle, plusieurs causes ont dû contribuer à diminuer la mortalité, et il est probable que cet heureux résultat augmentera d'années en années, sans que malheureusement la médecine, hors l'hygiène publique, ait le droit d'en revendiquer la gloire. De ces causes, les unes sont générales et communes à toutes les classes de la société; les autres sont propres à l'hôpital du Val-de-Grâce, dont nous nous occupons plus particulièrement ici. Les premières sont un des bienfaits les plus évidens des progrès de la civilisation. M. Villermé, dont les recherches de statistique ont excité tant d'intérêt, a prouvé cette vérité jusqu'à l'évidence. C'est, dit-il, en ouvrant partout de nouvelles sources aux richesses, de nouveaux débouchés aux produits par des routes et par des canaux; en favorisant les progrès de l'agriculture, des arts, de l'industrie, du commerce; en faisant élargir les rues, assainir les quartiers malsains, agrandir les hôpitaux, en facilitant la libre circulation de l'air dans les maisons, etc., que le gouvernement, *le passage de l'état de guerre à l'état de paix*, l'esprit et la tendance du siècle, ont opéré en quelques années (de 1781 à 1820) le prodige de réduire la mortalité, de 1 sur 30 environ qu'elle était, à 1 sur 40 ou à très-peu près, $39\frac{31}{100}$.

Les établissemens de bienfaisance surtout ont éprouvé des améliorations aussi importantes que nombreuses. Mais toute la prévoyance de l'administration la plus sage et la plus éclairée ne saurait préserver les hôpitaux militaires de certaines chances auxquelles ils sont particulièrement exposés. Si M. Villermé, dans ses calculs de statistique générale, a cru devoir compter au nombre des causes qui ont diminué si sensiblement la mortalité *le passage de l'état de guerre à l'état de paix*, était-il permis à M. Roche d'omettre cette circonstance, lui qui n'avait à s'occuper que d'un hôpital militaire? si c'est par oubli, c'est un oubli inconcevable; si c'est à dessein, c'est une maladresse, parce que la négligence dont nous parlons est de nature à frapper les yeux les moins clairvoyans.

L'omission est d'autant plus choquante, que l'hôpital dont il s'agit est, par sa position, l'un de ceux qui se sont le plus ressentis des effets de guerre. C'est ici le lieu de rappeler que, dans ces temps de funeste et glorieuse mémoire, où la France luttait seule contre toute l'Europe, le Val-de-Grâce, insuffisant pour loger tous les malades qui lui étaient adressés, en évacuait une partie dans les hôpitaux civils, avec l'attention de retenir les affections les plus sérieuses. Il faut rappeler encore ici qu'à la même époque, c'est-à-dire avant 1814, et dès la réunion de la Hollande à la France, c'était au Val-de-Grâce que se rendaient les enfans-trouvés, connus sous le nom de *pupilles de la garde,* tous étrangers, enlevés brusquement à leur pays et formés au service militaire long-temps avant qu'ils fussent en état d'en supporter les fatigues.

Certes, des faits tels que ceux-là n'étaient pas à négliger; mais nous avons à signaler une omission encore plus importante : on a oublié de dire que la garnison de Paris, sous l'empire, n'était composée que d'hommes exténués par les guerres les plus actives, de vétérans épuisés et rejetés, pour la plupart, d'hôpital en hôpital, des pays les plus lointains jusqu'au centre de la France, où ils espéraient obtenir leur réforme ; mais avant de la leur accorder, on achevait de ruiner leur santé en les employant au service de Paris, service d'autant plus pénible qu'ils étaient peu nombreux. Enfin, tout le monde sait qu'on ne gardait dans les villes que les hommes qui étaient absolument incapables de faire la guerre.

Mais en 1815 tout changea de face. Le nouveau gouvernement, après avoir dissous l'ancienne armée, après avoir accordé des congés de réforme à tous les vieux soldats dont les sentimens pouvaient lui paraître suspects, le gouvernement du Roi recomposa les cadres des régimens de nouvelles recrues, c'est-à-dire de jeunes gens plus ou moins robustes, tels qu'il les faut au service militaire.

Maintenant, qu'on compare les temps et qu'on dise s'il y a parité! Ici la guerre et des hommes plus ou moins âgés et épuisés par elle; là, la paix et des hommes forts et vigoureux. La mortalité devait-elle être égale des deux côtés? Et cependant telle est la funeste influence de la nouvelle doctrine, qu'elle balance, qu'elle efface presque tous les avantages des conditions hygiéniques les plus heureuses et les plus favorables. Certainement il est peu d'années, dans les fastes de la guerre, plus meurtrières et plus nuisibles aux soldats que 1814. Les salles du Val-de-Grâce étaient pleines de militaires de diverses nations, parvenus, après des fatigues de toute espèce, des contrées les plus éloignées jusque dans la capitale de la France, et, pour comble de malheur, le typhus était parmi eux. Eh bien, si on parcourt les registres de cette même année, on verra que M. Cross, alors médecin de l'hôpital, n'eut à regretter qu'un malade sur 7 $\frac{2}{3}$, et une année plus tard, en 1815, lorsque tout était rentré dans l'ordre et que la paix était venue nous consoler des malheurs de la guerre, M. Broussais perdait jusqu'à 1 malade sur 8 $\frac{2}{7}$, lui qui n'avait affaire qu'à des hommes jeunes, choisis, et venant directement des casernes de Paris. Voilà, pour le coup, des résultats qui n'ont pas besoin de commentaires; ils sont clairs, précis, et rien ne peut en atténuer l'effet. On a fait connaître avec soin toutes les données du problème; on n'a pas confondu, comme l'ont fait M. Broussais et son élève, les fiévreux avec les galeux, les vénériens et les blessés; on n'a mis en parallèle que des services analogues, et, malgré l'immense différence des temps et des hommes, les résultats sont presque les mêmes! Déplorable conséquence d'une fausse doctrine! Car à quoi, si ce n'est aux vices de la doctrine, pourrait-on attribuer des malheurs si constans? Passagers, on n'en parlerait pas; mais le tableau embrasse cinq années. A qui voudrait-on persuader que, pendant tout ce temps, le hasard ait réservé ses chances les plus défavorables à M. Broussais? Que dis-je, cinq années! depuis son entrée au Val-de-Grâce jusqu'en 1825, il a perdu *constamment* plus de malades que ses collègues, et les tables de mortalité ne déposent pas moins contre ses prétentions que contre son système. Et ce ne sont pas là de vains mots; ce que nous disons, nous en avons les preuves en main et nous les publierons dans ce même journal. Aux termes où nous en sommes avec le maître et les élèves, nous sommes dispensés de justifier cette publication. Néanmoins, si elle ne nous paraissait faite pour éclairer les esprits les plus prévenus, nous nous en abstiendrions; nous ferions sans regret le sacrifice d'un petit triomphe personnel au désir de cacher au public une vérité désastreuse dont l'humanité gémit depuis plus de dix ans; mais nous cédons à de plus grands intérêts.

J.-B. Bousquet.

RÉPONSE.

Je sais qu'en prolongeant une discussion au-delà de certaines bornes, on s'expose à la voir dégénérer en une misérable chicane d'amour propre; je sais qu'il est ridicule d'attacher de l'importance à avoir le dernier mot dans un débat quelconque; je sais qu'aux yeux de bien des gens c'est même faire l'aveu tacite que l'on sent la faiblesse de sa cause; je sais tout cela, et cependant je ne puis m'empêcher de répondre à M. Bousquet. Est-ce parce que ma conscience me dit que ce n'est point un triomphe personnel que je poursuis, mais uniquement l'intérêt de la vérité? Est-ce parce que j'ai la certitude que le dernier mot sera dit par M. Bousquet? Est-ce enfin, parce que j'ai pleine confiance dans la bonté de la cause dont j'ai pris la défense? Il y a sans doute de tout cela dans ma détermination, mais il y a autre chose encore, et cette autre chose est indépendante de ma volonté. Quand je vois un homme nier avec une imperturbable assurance des faits dont j'ai la preuve entre les mains, persister à soutenir des erreurs dont lui-même n'est pas dupe, et s'opiniâtrer, s'acharner à poursuivre de ses attaques le médecin du siècle qui a le plus fait pour la science, je m'indigne et ne puis plus garder le silence. Quand je vois débiter du ton d'un triomphateur des allégations sans fondemens, des argumens pitoyables et des assertions plus ridicules encore, malgré moi je prends mes sifflets et je siffle, jusqu'à faire dresser les oreilles du méchant auteur qui veut se jouer de ma patience. Qu'on ne s'étonne donc pas si je réponds à M. Bousquet; je cède aux exigences de la vérité dont je suis l'esclave, et à l'empire de mon mauvais naturel qui ne me tyrannise pas moins qu'elle.

Par où commencerai-je? Sera-ce par faire de bonne grâce toutes les concessions que la raison commande, et par avouer franchement mes torts, si j'en ai eu dans cette discussion? Oui; c'est la meilleure preuve de bonne foi que je puisse donner au public, et le moyen assuré de m'en faire écouter avec bienveillance.

Je reconnais donc d'abord que tous les partisans de la nouvelle doctrine, sans exception, sont des hommes emportés, violens, et de mauvais ton; que tous les fauteurs des vieilles idées médicales, sans en excepter MM. Authenac et Lesage, sont au contraire des modèles de politesse, de décence, de modestie, d'urbanité et de bon goût; je tiens tous les *physiologistes* pour gens de la plus méchante espèce, et leurs adversaires pour des saints et de vrais innocens; j'accorde que *la gent physiologique* est injuriable à merci, et que nos seigneurs de l'ontologie sont inviolables; je reconnais enfin que parmi tous nos benins adversaires, M. Bousquet est le plus candide, et que de tous ces diables de *physiologistes*, je suis le plus noir et partant le plus perfide. Passons aux aveux.

J'ai eu tort, et le plus grand tort, de prétendre que lorsqu'il s'agissait de mortalité, il y avait de l'injustice à mettre en parallèle des services médicaux qui ne sont comparables sous aucun rapport; j'aurais dû reconnaître, comme je le fais aujourd'hui, que rien n'est plus équitable que ce procédé. J'ai encore eu tort de me permettre d'élever des doutes sur la véracité de MM. Bousquet et Miquel, pour dix-sept misérables faits que j'ai trouvé faux sur vingt, dans le tableau publié par eux; cette légère erreur est une bagatelle à laquelle je n'aurais pas dû faire la moindre attention. J'ai eu tort aussi d'oser dire que l'accusation portée par ces messieurs, étant sans preuves et basée sur des faits controuvés, ressemblait à de la calomnie; c'est cet impertinent Dictionnaire de l'Académie, avec ses définitions saugrenues, qui m'a fait qualifier ainsi l'action du monde la plus innocente. J'ai eu tort, enfin, de croire que puisque la nouvelle doctrine ne faisait que de naître en 1816, et qu'elle ne comptait peut-être pas alors dix partisans parmi les praticiens de la capitale, on ne pouvait sans la plus insigne mauvaise foi la rendre responsable de la grande mortalité de cette année; je raisonnais follement comme l'agneau de la fable, et je suis tout prêt à reconnaître, si l'on veut aujourd'hui, que cette maudite doctrine a été la cause du déluge.

Après d'aussi larges concessions, après cet aveu sincère de mes fautes, bien décidé à n'en plus commettre volontairement de semblables; repentant, contrit, et surtout vivement touché de l'indulgence et de la politesse dont M. Bousquet a usé à mon égard, je puis maintenant, je crois, essayer de lui répondre. Que si, comme je le prévois, il m'arrive fréquemment d'avoir à exprimer dans cette réplique des opinions contraires à celles de ce médecin, et à démentir les faits qu'il avance, je désire, j'espère, sans oser m'en flatter, mettre tant de modération, tant d'humilité même dans mes paroles, que je parviendrai peut-être à me faire pardonner le crime odieux d'avoir encore raison.

Deux faits sont en litige. M. Broussais perd-il plus d'un malade sur trente ? M. Broussais perd-il plus de malades que ses collègues ? Nous allons examiner ces deux questions l'une après l'autre.

La solution de la première n'est pas bien difficile; il suffit en effet de jeter un coup-d'œil sur le tableau de mortalité du Val-de-Grâce, pour la trouver. On y voit de suite, que le moins que M. Broussais ait perdu de malades, c'est 1 sur 19, et comme le remarque avec beaucoup de sagacité M. Bousquet, il y a loin de 19 à 30. Mais alors, comment se fait-il donc qu'un fait si positif, si facile à vérifier, soit devenu l'objet d'une contestation. M. Broussais se serait-il donc vanté de ne perdre qu'un malade sur trente ? Oui ; il paraît que M. Bousquet l'a entendu dire ; probablement par M. Miquel. Mais que dis-je ? M. Bousquet n'est pas homme à accuser sur un simple oui-dire ; il l'a lu, et lu *avec scandale,* dans un prospectus des *Annales de la Médecine physiologique.* Voyons donc comment s'exprime ce prospectus.

Voici textuellement la phrase qui a si fortement enflammé la bile de notre cher confrère. « Dans les hôpitaux où elle a été adoptée (la » doctrine physiologique), la diminution de la » mortalité a été si considérable, qu'au lieu de

» perdre un malade sur cinq, à peine a-t-on la
» douleur d'en regretter un sur trente. »

La voilà donc connue cette phrase coupable, cette phrase qui a si fortement scandalisé les oreilles chatouilleuses de M. Bousquet, la voilà traduite toute nue, toute vivante au tribunal de l'opinion publique; voyons ce qu'on osera dire pour sa justification.

Dans les hôpitaux : qu'est-ce que cela signifie ?

Cela veut dire, à n'en pas douter, dans le service de M. Broussais.

Où la doctrine physiologique a été adoptée : comment cela doit-il s'entendre ?

Il n'y a pas deux manières de l'interpréter; il est évident que ces mots désignent plus particulièrement encore le service de M. Broussais, et qu'ils donnent même très-spirituellement à entendre que ce professeur a adopté sa doctrine.

C'est assez; il est inutile de pousser plus loin cet interrogatoire; la phrase est coupable de ce dont on l'accuse; elle est grosse d'iniquités; elle a justement encouru tous les anathêmes anti-physiologiques. Quel bonheur qu'elle ait été devinée par M. Bousquet; et ne fallait-il pas que ce médecin fût bien fort sur la langue française pour y parvenir.

Écoutons cependant ce que pourra répondre M. Broussais; car il ne faut jamais condamner sans entendre. Cela ne tirera pas d'ailleurs à conséquence ; c'est une pure affaire de forme.

J'ai répété partout, dira sans doute ce professeur, dans mes cours et dans mes écrits, que la doctrine physiologique était appelée à exercer une heureuse influence sur toutes les branches de l'art de guérir. Sur la chirurgie, en faisant connaître toute la puissance des moyens thérapeutiques anti-phlogistiques contre certaines affections, jusque-là exclusivement traitées par le fer et le feu; en dévoilant la véritable nature des maladies qui compliquent le plus ordinairement les grandes lésions chirurgicales ; en diminuant par conséquent le nombre des opérations, et en rendant plus certain le succès de celles qu'on ne pourrait éviter. Sur l'art des accouchemens, en apprenant à combattre par des moyens plus rationnels les accidens morbides qui surviennent si fréquemment chez les femmes nouvellement accouchées. Sur le traitement des maladies syphilitiques, en signalant les effets dangereux du mercure sur toute l'économie et sur les voies digestives en particulier, et en enseignant à mesurer son emploi sur le degré de sensibilité des organes. Le temps n'a pas tardé à venir réaliser mes espérances ; la pratique actuelle, comparée à ce qu'elle était il y a douze ans, en fait foi. C'est alors, c'est en présence de ces grands résultats qui justifiaient mes prédictions, que j'ai cru pouvoir publier que *dans les hôpitaux où la nouvelle doctrine était adoptée,* au lieu de perdre un malade sur cinq, à peine avait-on la douleur d'en regretter un sur trente. Telle est, M. Bousquet, l'explication naturelle de cette phrase dont vous avez si ridiculement torturé le sens, et qui a servi de base à votre accusation. Vantez donc maintenant votre respect pour la justice et la vérité, et cherchez qui veuille ajouter foi à vos assertions. Cependant, souffrez que je continue et que j'achève de vous confondre.

Vous prétendez que j'ai voulu faire croire que je ne perdais qu'un malade sur trente, et que par conséquent j'ai cherché à surprendre la bonne foi de mes confrères. Quoi, Monsieur, pour pouvoir bâtir cette folle accusation, il ne faut pas moins que me supposer capable d'un mensonge public ; il faut admettre que, médecin d'une clinique fréquentée par de nombreux élèves, j'ai été assez imprudent pour avancer des faits mensongers que cent bouches pouvaient à l'instant même démentir ; il faut tordre un texte ; il faut lui donner une interprétation jésuitique; et vous ne reculez pas devant tant de folie; rien ne vous arrête, pas même la crainte de voir dévoiler un jour vos tristes manœuvres. Dites-moi, je vous prie, comment on doit qualifier une pareille conduite? Est-ce donc être injuste à votre égard, que de dire, qu'imbu du précepte de Bazile, vous avez compté sur les cicatrices qui me resteraient de vos atteintes? Je vous le demande à vous-même: répondez.

Pour toute réponse, sans doute, vous crierez encore à la calomnie; vous protesterez de la pureté de vos intentions; vous m'accuserez de nouveau sur de nouvelles suppositions aussi absurdes que les premières, et je ne serais même pas étonné que vous n'en vinssiez bientôt à me déclarer coupable d'ingratitude envers vous, pour n'avoir pas mieux su reconnaître le bien que vous avez voulu me faire. Eh bien, Monsieur, criez, protestez, accusez; mais n'espérez plus persuader hors de votre coterie. Si quelqu'un doutait encore que vous avez donné à mes paroles une interprétation jésuitique pour pouvoir les incriminer en sûreté de conscience, j'en appellerais à sa propre justice, et je lui demanderais si l'équité ne fait pas une loi de citer les paroles qu'on accuse. Or, c'est ce que vous n'avez jamais fait; c'est ce que vous avez au contraire évité avec le plus grand soin, comme si vous aviez craint que vos lecteurs ne comprissent trop bien le véritable sens de celles que vous vouliez incriminer. Vous avez fait plus encore, et, dans votre première attaque (*Revue*, tome 3, page 413), vous me faites dire que je ne perds qu'un malade sur trente, et vous soulignez les paroles que vous me prêtez, afin de faire croire que ce sont bien les miennes, tandis qu'il n'en est rien et que toute la phrase est de votre invention. C'en est assez, M. Bousquet, ce trait seul vous condamne, et je me crois dispensé d'ajouter un mot de plus à ma défense.

M. Bousquet ne sera certainement pas embarrassé pour répondre à cette longue tirade. Pures déclamations, dira-t-il avec raison ; si vous n'avez pas dit ce dont je vous accuse, vous l'avez pensé; si vous ne l'avez pas pensé, vous en êtes bien capable ; vous le direz un jour, ou vous le penserez, ou vous le rêverez, et cela suffit.

Je n'ose, en vérité, hasarder après cela un mot en ma faveur. Complice de M. Broussais, convaincu de l'avoir compris, et surtout de n'avoir pas cru devoir torturer son langage, mon crime est, je le sens, irrémissible aux yeux de M. Bousquet. Quand je lui dirais que ce n'est pas ma faute s'il n'a pas voulu comprendre la phrase de M. Broussais, il me répondrait avec raison qu'il n'y a pas de loi qui l'oblige à comprendre, même les choses du monde les plus simples, et je n'aurais certainement rien à répliquer. Quand je chercherais à m'excuser de ne la lui avoir pas expliquée plutôt, il n'en serait pas moins en droit de me reprocher de l'avoir laissé pendant deux ans et demi dans l'ignorance, lorsque je pouvais l'en tirer. Enfin, il ne me servirait pas davantage d'avouer qu'il y a peut-être eu de la niaiserie de ma part à n'en apercevoir que le sens naturel ; ne me répliquerait-il pas sur-le-champ qu'un *homme habile* sait toujours au besoin trouver un mensonge dans la vérité la moins contestable, et qu'un ministre fameux ne demandait jadis que deux lignes de l'écriture d'un homme pour le faire pendre. Je donne donc gain de cause à M. Bousquet sur ce premier point de la discussion. Oui, M. Broussais perd plus d'un malade sur trente ; et s'il s'avise jamais de se vanter du contraire, le voilà réfuté d'avance.

Passons donc à la seconde question. M. Broussais perd-il plus de malades que ses confrères.

Jusqu'ici, je n'ai eu à répondre qu'à la partie ridicule de l'accusation de M. Bousquet ; j'ai donc pu me borner à la repousser avec les armes de l'ironie. Mais ici l'accusation prend un tout autre caractère ; elle devient tellement grave, que la plaisanterie serait hors de propos. Je vais donc avoir recours à des armes d'une autre trempe.

Ami de la vérité, j'aime qu'on la proclame quand on la connaît, et je suis loin de penser comme ces hommes méticuleux qui voient du scandale dans la moindre publicité. La vérité sur toutes choses, pleine et entière vérité, la vérité sans déguisement et sans fard, voilà ce que je veux, ce que je cherche, ce que je montre aux yeux de tous quand je crois l'avoir trouvé. Hommage à qui la publie ; si peu d'hommes ont ce courage au siècle où nous sommes, qu'il faut bien honorer comme une vertu ce qui n'est au fond que l'accomplissement d'un devoir. Mais opprobre aux apôtres du mensonge ; ils sont plus dangereux mille fois que les simples partisans de l'erreur.

M. Bousquet partage ces sentimens, si j'en juge par l'énergie avec laquelle il répond au reproche d'avoir rendu publics les faits qu'il avait recueillis sur la mortalité du Val-de-Grâce. Il trouvera donc tout naturel que je me joigne à lui pour repousser le blâme dont il a été l'objet, si les faits qu'il a avancé sont vrais ; de même que s'ils sont faux, je ne serai point étonné de le voir s'unir à moi pour en blâmer les propagateurs. Voyons donc à laquelle de ces deux catégories ils appartiennent.

Voici d'abord le premier tableau de la mortalité du Val-de-Grâce, publié par M. Bousquet.

ANNÉES.	M. Vaidy.	M. Desgenettes.	M. Pierre.	M. Broussais.
1815	1 sur 17	1 sur 17	1 sur 16	1 sur 11
1816	1 sur 24	1 sur 24	1 sur 25	1 sur 19
1817	1 sur 18	1 sur 18	1 sur 24	1 sur 14
1818	1 sur 15	1 sur 15	1 sur 20	1 sur 12
1819	1 sur 12	1 sur 12	1 sur 18	1 sur 8

C'est sur cette pièce qu'a été basée l'accusation portée contre M. Broussais. J'ai dit qu'elle était fausse, et comment elle l'était. Mais on pouvait douter de l'exactitude des renseignemens que je m'étais procurés, bien que j'offrisse de communiquer à qui le voudrait les documens dans lesquels j'avais puisé. Aujourd'hui il ne peut plus rester d'incertitude, puisque M. Bousquet lui-même a été forcé de reconnaître la vérité de ce que je disais, ainsi qu'il est facile de s'en convaincre en jetant un coup-d'œil sur l'extrait suivant du nouveau tableau qu'il publie.

ANNÉES.	M. Vaidy.	M. Desgenettes.	M. Pierre.	M. Broussais.
1815	1 sur 20 $\frac{1}{2}$	» »	1 sur 16	1 sur 11
1816	1 sur 27	1 sur 78	1 sur 193	1 sur 19
1817	1 sur 14	1 sur 14	1 sur 167	1 sur 16
1818	1 sur 28	1 sur 12	1 sur 27	1 sur 14
1819	1 sur 19 $\frac{1}{2}$	1 sur 21 $\frac{1}{2}$	1 sur 16	1 sur 8 $\frac{1}{2}$

Ainsi, quand j'ai dit que sur vingt nombres dont se composait le premier tableau de M. Broussais, il n'y en avait que trois d'exacts, de l'aveu même de ce médecin, j'ai donc dit la vérité. N'est-il pas plaisant après cela de voir notre confrère répéter, après M. Miquel, que la source où j'ai puisé mes renseignemens est suspecte, et venir nous vanter la pureté de celle d'où il a tiré les siens. Certes, il faut avoir bien de la confiance dans la bonhomie de ses lecteurs, pour croire qu'ils se laisseront prendre à ce grossier artifice. Espérer qu'on justifiera des faits mensongers en vantant la loyauté de la personne qui les a fournis; s'imaginer que l'on parviendra à inspirer des doutes sur d'autres faits dont on est forcé de reconnaître l'exactitude, en faisant planer des soupçons sur leur origine, n'est-ce pas aussi par trop compter sur la puissance de la logique d'Escobar? Enfin, n'est-ce pas une prétention bien singulière, que de vouloir que le public ajoute plus de foi aux assertions d'un accusateur qui se cache dans l'ombre parce qu'il sent qu'il a fait une action blâmable, qu'aux déclarations d'une administration toute entière et du fonctionnaire chargé de sa surveillance? C'est vraiment le comble de la déraison.

En voyant les nombreuses erreurs que contient le premier tableau de M. Bousquet, j'ai été plus d'une fois tenté de croire que ce médecin avait été la dupe d'une mystification. Aujourd'hui même, je ne sais pas au juste à quoi m'en tenir. Quoi qu'il en soit, il est certain du moins que M. Bousquet est bien mal servi par son fournisseur de renseignemens, car son tableau revu et corrigé, ce tableau dont il garantit l'exactitude avec tant d'assurance, renferme encore plusieurs erreurs. Ainsi, il y est dit qu'en 1819, M. Broussais a eu 966 sortans et 112 morts, tandis qu'il est sorti un militaire de plus et mort un de moins. Cette erreur est sans doute bien légère; mais je ne puis me dispenser de faire remarquer qu'elle diminue le nombre des guérisons et augmente celui des morts; et d'ailleurs, si petite qu'elle soit, M. Bousquet qui se vante de posséder des documents *précieux*, *incontestables*, n'aurait pas dû la commettre. Si c'était la seule pourtant, je ne l'aurais certainement pas relevée ; mais en voici une un peu plus forte. Dans cette même année 1819, 1208 hommes sont sortis par billet du service de M. Pierre, et M. Bousquet en compte 1256 ; il en est mort 77, et M. Bousquet, qui n'est pas à un homme près, en tue un de plus ; et ne croyez pas que ce soit fini là. En 1819 encore, car il semble que ce soit l'année fatale à la véracité de notre cher confrère, M. Vaidy n'a eu que 156 sortans et 7 morts, parce qu'il n'a fait le service que pendant un mois, et M. Bousquet lui fait cadeau de 1390 sortans et de 71 morts. Enfin toutes ces erreurs se reproduisant dans les résultats consignés dans le tableau de récapitulation générale qui termine la serie des documens *précieux* de notre adversaire, leur donnent, comme on le pense bien, un caractère d'exactitude et de vérité vraiment incroyables. Reconnaissons toutefois, pour être justes, qu'il est difficile de passer tout d'un coup de l'erreur à la vérité, comme des ténèbres à la lumière, et admettons comme probable que M. Bousquet à voulu éviter une transition trop brusque. Nous pouvons donc espérer que son tableau sera véridique à la troisième édition.

Quand, sur de simples points de faits, notre confrère n'a pas pu parvenir à rencontrer la vérité, on ne doit pas s'attendre à le voir plus heureux dans les conséquences qu'il prétend en déduire. Personne en effet n'est plus malheureux en argumens ; la fatalité semble attachée à sa logique comme à ses renseignemens, et je ne sais ce qu'il faut le plus admirer de la nullité de ses prétendues démonstrations ou de la confiance qu'il s'opiniâtre à accorder à des documens tels que ceux qu'il possède. Le lecteur ne tardera pas à partager mon étonnement, si ce n'est déjà fait.

J'ai dit, dans mon premier article, que le service de M. Broussais n'était comparable avec celui d'aucun de ses collègues :

1° Parce que ce médecin n'a jamais eu que des fiévreux dans ses salles, tandis que le service de M. Pierre était, en 1816 et 1817, entièrement composé de galeux, et en 1818 et 1819, en partie de galeux encore, et de prisonniers mangeant les trois-quarts ; que celui de M. Vaidy était, en 1816, 1818 et 1819, composé comme celui de M. Pierre dans ces deux dernières années ; enfin, que celui de M. Desgnettes n'était pas composé de fiévreux en 1816, puisque la mortalité n'y a été que d'un malade sur 78, résultat qu'on obtient à peine dans les salles de blessés ;

2° Parce que les salles de M. Broussais, étant consacrées à la clinique ; le chirurgien de garde a toujours eu l'ordre d'y envoyer les malades les plus gravement affectés ;

3° Enfin, parce que, pendant les cinq années sur lesquelles porte l'accusation, M. Broussais a fait *quatre ans* et *quatre mois* de service, tandis que, dans le même espace de temps, M. Desgenettes n'a fait le sien que pendant *dix mois*; M. Pierre, en 1815, pendant *six mois* seulement; et M. Vaidy, en 1819, pendant *un seul mois*.

D'où j'ai conclu que les services des quatre médecins du Val-de-Grâce n'étaient pas comparables entre eux, tantôt sous le rapport de la nature des maladies, tantôt sous celui de la gravité quand ces maladies étaient les mêmes, et tantôt enfin sous celui de leur durée respective et des saisons pendant lesquelles ils avaient été faits ; toutes conditions qu'il eût été cependant indispensable de trouver réunies pour pouvoir établir un parallèle raisonnable; conditions dont l'absence frappe d'absurdité toutes les conséquences que l'on a voulu déduire de la comparaison à laquelle on s'est livré.

A ces faits que répond M. Bousquet ?

Il ne conteste pas ce que j'ai dit de la composition du service de M. Broussais; il reconnaît la vérité de ce que j'ai avancé sur celle du service de M. Pierre en 1816 et 1817, et il garde le silence sur celui de M. Desgenettes. N'est-ce pas de sa part un aveu tacite que les services de MM. Desgenettes, Broussais et Pierre n'étaient pas toujours comparables sous le rapport de la nature des maladies.

Mais il se retranche derrière le service de M. Vaidy, qui, dit-il, était le même que celui de M. Broussais, c'est-à-dire entièrement composé de fiévreux. Il est fâcheux pour M. Bousquet, que cela ne soit pas tout-à-fait à moitié vrai. En 1819, le service de M. Vaidy contenait un assez bon nombre de galeux, et une de ses salles toute entière était composée de prisonniers *mangeant les trois-quarts*. J'ai avancé ce fait et je le reproduis, sans me laisser arrêter par les objections de M. Bousquet, parce que je puis en administrer la preuve. Ces prisonniers, dit-il, sont les malades les plus graves de tout le Val-de-Grâce; la mortalité parmi eux est des plus considérables, et en leur accordant les trois-quarts de portion, je me suis permis une insinuation coupable, ayant pour but de faire croire qu'ils sont peu ou point malades. Je pourrais lui répondre que le tableau qu'il nous trace de l'état de ces malheureux est exagéré; que beaucoup de prisonniers feignent des maladies pour entrer à l'hôpital dont le séjour et le régime sont bien préférables à ceux des prisons; que par humanité on fait peu de difficultés pour les y envoyer et les y admettre; que plusieurs guérissent par le seul fait du changement d'air, de coucher et de nourriture ; et qu'enfin on recule en général le plus qu'il est possible le moment de les renvoyer à leurs tristes cachots. Mais j'ai une réponse plus péremptoire à lui faire, et la voici : c'est d'après le témoignage des cahiers de visite de M. Vaidy lui-même que j'ai écrit que les prisonniers de la salle n° 10 mangeaient les trois-quarts ; j'aurais dû ajouter que presque aucun deux n'avait de prescription de médicaments ; je le dis aujourd'hui. M. Bousquet peut, quand il le voudra, se convaincre de la vérité de ces faits, et quand il l'aura fait, il viendra nous dire si ces prisonniers étaient aussi malades qu'il a bien voulu nous les peindre. Quant à moi, je conclus et je dis : Non, le service de M. Vaidy n'était pas plus comparable, en 1819, avec celui de M. Broussais, que celui de ses autres collègues, sous le rapport de la nature des maladies, et puisque avec un service en partie composé d'hommes non malades, sa mortalité a été de 1 sur 21 $\frac{1}{2}$, il faut en tirer cette conséquence, qu'en 1816 et 1818, ses salles étaient composées comme en 1819, et peut-être plus favorablement encore, puisque la mortalité y a été moindre (1 sur 27 et 1 sur 28).

Non comparables sous le rapport de la nature des maladies qui y étaient traitées, les services des quatre médecins du Val-de-Grâce, ai-je dit, ne l'étaient pas davantage sous celui de la gravité de ces mêmes affections, parce que les salles de M. Broussais étant consacrées à la clinique, on avait l'ordre d'y envoyer les malades les plus graves. Qu'objecte à cela M. Bousquet? Il commence par rappeler la lettre de M. le baron Desgenettes, dans laquelle ce médecin déclare que, d'après un usage établi par lui, depuis quinze ou vingt ans, le médecin en chef recevait constamment les plus graves malades, et il en tire cette conséquence, que puisque M. Broussais n'était pas médecin en chef pendant les cinq années comprises dans le tableau, ce n'est pas lui, mais bien M. Desgenettes qui a dû recevoir les malades les plus gravement affectés. Me faudra-t-il donc lui répéter ce que j'ai dit à M. Miquel, savoir que M. Desgenettes n'a fait que dix mois de visite pendant les cinq années et presque toujours pendant les interruptions de service de M. Broussais. Les malades graves n'ont donc pas pu lui être adressés, puisqu'il n'était pas là pour les recevoir; et comme son ordre n'en existait pas moins, sa déclaration publique en fait foi, il a bien fallu que ces malades fussent envoyés à quelqu'un, et à qui donc, s'il plaît à M. Bousquet, si ce n'est à M. Broussais qui avait donné le même ordre et n'en a point éludé les effets, puisqu'il a fait son service pendant plus de quatre ans sur cinq.

Mais si cet ordre existait, poursuit M. Bousquet, M. Broussais aurait bien dû se réserver les prisonniers et les officiers. Les prisonniers? Nous avons vu ce qu'il fallait penser de la gravité de leurs maladies; la remarque de M. Bousquet porte donc entièrement à faux. Les officiers? La salle n° 20 leur était consacrée, et elle faisait partie du service de M. Broussais La seconde remarque de notre confrère n'est donc pas plus heureuse que la première. Je dois dire à M. Bousquet, avant de passer outre, que c'est encore les cahiers de visite à la main que j'avance ces faits; je m'engage à le mettre à même de les vérifier. M. Broussais aurait bien dû, ajoute-t-il ensuite, s'entourer des phthisiques. Ne dirait-on pas, en lisant cette phrase, que M. Broussais cherchait à éloigner les phthisiques de ses salles. Eh bien! en 1819 seulement, ce médecin a perdu quinze phthisiques, non compris les pneumonies et les pleurésies chroniques, et je remarque en passant que, parmi ces quinze phthisiques, il se trouve deux officiers. On peut porter à M. Bousquet le défi de compter un aussi grand nombre de ces affections dans les autres services.

Mais M. Bousquet sait bien que tout ce qu'il vient de dire est supposé; il craint par consé-

quent que cela ne soit démenti, et cherche des objections un peu plus solides. Est-il bien vrai, poursuit-il, que M. Broussais se réservât les hommes les plus malades? Plusieurs de ses collègues, ajoute-t-il, interrogés sur ce fait, ont répondu qu'il n'était pas venu jusqu'à eux. Et comme il sent bien que cette réponse est insignifiante, il se hâte de dire que c'est par discrétion que les collègues de M. Broussais se sont exprimés avec tant de réserve, et qu'ils ont voulu donner à entendre par là qu'ils n'avaient jamais entendu parler de tout cela avant cette discussion. Mais est-il bien vrai, demanderai-je à mon tour, que des médecins du Val-de-Grâce aient fait cette réponse à M. Bousquet? A coup sûr, ce n'est pas M. Desgenettes qui a tenu ce langage ; car il a dit, dans la lettre déjà citée, que l'attaque de M. Bousquet était une *impertinente méchanceté*. Ce n'est pas non plus M. Pierre ; ce médecin m'écrit que « personne ne lui ayant
« fait ni directement ni indirectement cette ques-
« tion, il n'a pas eu à y répondre. » Ce n'est pas M. Damiron ; ce confrère me fait la même réponse que M. Pierre, et il ajoute de plus « qu'il
« ignore si, de 1815 à 1820, on a donné l'ordre
« aux chirurgiens sous-aides, d'envoyer les ma-
« lades les plus graves dans la division de
« M. Broussais, mais qu'*il sait que plusieurs*

« *d'entre eux l'ont fait lorsqu'ils étaient de
« garde.* » Ce ne peut pas être M. Coutanceau :
« Vous sentirez aisément, m'écrit ce médecin,
« que je ne saurais fournir aucune lumière sur
« ce qui se pratiquait au Val-de-Grâce dans les
« salles de fiévreux antérieurement à 1820, puis-
« que je n'ai été nommé médecin de cet hôpital
« qu'au mois de janvier de cette année. » Reste
donc M. Vaidy auquel je n'ai point écrit; je
doute que ce médecin ait fait la réponse suppo-
sée; mais en admettant que cela fût, il serait le
seul des collègues de M. Broussais qui aurait été
interrogé par M. Bousquet, et ce véridique confrère, en prétendant s'être adressé à *plusieurs*,
aurait donc dit le contraire de la vérité. A moins
cependant qu'il n'ait pris ses renseignemens
auprès de MM. Barbier et Duvivier, chargés des
services des blessés et des vénériens, ce qui ex-
pliquerait assez bien leur infidélité; car il est
aussi impossible à ces Messieurs de donner des
notes exactes sur ce qui se passait dans les salles
de fiévreux, qu'il le serait, à M. Broussais par
exemple, de donner des détails précis sur ce qui
se fait dans les salles de vénériens et de blessés.
Enfin, à défaut de renseignemens plus positifs,
il s'est adressé dit-il, aux chirurgiens sous-aides
eux-mêmes, et il en a reçu la même réponse.
M. Bousquet serait bien embarrassé si on le priait

de nommer un seul de ces chirurgiens; moi, je lui citerai MM. Bégin, Boisseau et Desruelles, qui attestent que l'ordre dont il s'agit était affiché dans la salle de garde.

Je laisse aux lecteurs le soin de qualifier toute cette longue série d'assertions plus que hasardées, que je viens de passer en revue. Si je me permettais de le faire, moi, on crierait à l'impolitesse, peut-être même à la calomnie; le public du moins est à l'abri des injures. Je me bornerai donc à continuer de mettre la vérité en présence des assertions de M. Bousquet; n'est-ce pas assez pour le triomphe de ma cause.

Notre honorable confrère, qui mieux que personne connaissait le côté faible de ses objections, ne tarde pas à s'apercevoir qu'il n'a pas prouvé que l'ordre d'envoyer les malades les plus graves à la clinique n'a pas existé. Il change donc promptement de batteries, et s'évertue à démontrer longuement que l'exécution d'un pareil ordre n'était pas possible. Ma réponse sera courte. L'ordre existait d'envoyer les plus graves malades dans telle ou telle salle, cela ne peut faire l'objet du moindre doute : M. Desgenettes l'a déclaré publiquement; M. Broussais l'affirme; MM. Bégin, Boisseau et Desruelles l'attestent; M. Bousquet seul le nie. Or, quel est l'homme doué d'un peu de bon sens, qui voudra croire que l'on a donné, pendant vingt années de suite, un ordre qui ne pouvait pas être exécuté.

J'ai prouvé, en citant les faits, que les services des médecins du Val-de-Grâce n'étaient pas comparables non plus, sous le rapport de leur durée ni sous celui des saisons. L'imagination si fertile de notre habile confrère, fatiguée, à ce qu'il parait, par les efforts d'invention auxquels elle venait de se livrer, n'a pas pu lui fournir de moyens pour contester la vérité de ce que j'ai dit à cet égard, et il a totalement passé sous silence ce point de ma réfutation. C'est pour y suppléer sans doute, qu'il défie M. Broussais de publier un certificat signé de ses collègues, attestant qu'il recevait en effet les malades les plus graves. Voilà, certes, un singulier défi. N'est-il pas merveilleux en effet de voir un accusateur qui se croit dispensé de prouver ses imputations, sommer sa victime de faire certifier son innocence. Que M. Bousquet commence par fournir un certificat signé de trois à quatre honorables confrères, attestant la vérité de ses accusations, et M. Broussais répondra peut-être alors à son défi.

Après avoir établi comment les services des médecins du Val-de-Grâce n'étaient pas comparables, j'ai ajouté qu'une cause grave d'erreur était venue contribuer à augmenter en apparence la mortalité de M. Broussais. On n'a tenu aucun compte, disais-je, des hommes évacués de ses salles sur les services des galeux, vénériens et blessés. M. Bousquet prétend aujourd'hui que c'est une supposition de ma part; j'affirme qu'il n'en croit rien. En effet, si j'ai pu dire qu'en 1819, il y avait eu de la sorte *cent dix-neuf évacués*, je les avais donc comptés, je ne bâtissais donc pas des conjectures, je racontais un fait, et M. Bousquet l'a si bien senti, qu'il n'a mis sous les yeux de ses lecteurs que mon assertion sans les preuves qui l'étayent. Faut-il aujourd'hui lui nommer les cent dix-neuf malades dont il s'agit : cela serait fastidieux ; mais comme je ne veux pas laisser de doute sur ce que j'avance, ni avoir l'air d'éluder une difficulté, je nommerai ceux du mois de janvier.

Galès, salle 15, lit 2, a été évacué aux vénériens le 14.

Gondois, salle *idem.*, lit 3, a été évacué aux galeux le 18.

Parize, salle *idem*, lit 35, a été évacué aux vénériens le 26.

Viodet, salle *idem*, lit 37, a été évacué aux blessés le 26.

Fourget, salle *idem* ; lit 1, a été évacué aux vénériens le 30.

M. Bousquet dira-t-il que ce sont des maladies

graves dont M. Broussais s'est débarrassé sur ses confrères. Galès, Viodet et Fourget mangeaient les trois-quarts; Goudois et Parize mangeaient la demi-portion. Prétendra-t-il que M. Broussais recevait autant de malades de ses collègues qu'il leur en envoyait; j'ai dit en répondant à M. Miquel pourquoi cela ne pouvait pas être. Or, ces cinq malades ne font nullement partie des soixante-neuf sortans de ce mois; je pourrais donner en preuve les noms de ceux-ci; tous les autres mois la même chose se répète; et à la fin de l'année le nombre des sortans se monte à 917 et celui des évacués à 119. Il fallait donc ajouter ces deux nombres l'un à l'autre pour calculer la mortalité; on ne l'a pas fait. On a tout au contraire divisé le nombre *seul* des sortans par celui des morts; le premier tableau que M. Bousquet publie en fait foi. Quand donc ce médecin met en tête d'une des colonnes du troisième tableau inséré dans sa réponse: *malades sortis par billet* ou évacués, il commet une erreur volontaire des plus graves. Qu'il se mette donc bien ensuite l'esprit à la torture, pour essayer de faire croire que ces déplacemens de malades ne peuvent enfler ni diminuer le nécrologe d'aucun médecin, les faits sont là plus puissans que toutes ses subtiles supposi tions; ils déposent que le nécrologe de M. Broussais a été grossi, parce qu'on a omis de compter au nombre de ses malades guéris tout ceux qu'il a fait passer de son service, soit aux galeux, soit aux vénériens, soit aux blessés.

Il me reste encore un fait à discuter. La mortalité de M. Broussais a été considérable en 1819; j'en ai indiqué la cause. Une épidémie de rougeole a sévi sur les soldats de la garnison de Paris, et en a tué un assez grand nombre. Ne pouvant nier l'existence de cette épidémie, M. Bousquet cherche à prouver qu'elle a été tout-à-fait innocente. Selon lui, la rougeole est, en général, *très-bénigne*. L'entendez-vous, praticiens; la rougeole chez les adultes, une affection très-bénigne. L'auriez-vous cru si un autre que M. Bousquet vous l'eût dit: vous étiez donc dans l'erreur, lorsque vous pensiez, avec tous les maîtres de l'art, que cette maladie, chez les adultes, faisait périr un grand nombre d'individus, surtout quand elle régnait épidémiquement, soit par les inflammations gastro-intestinales, gastro-pulmonaires et méningiennes aiguës dont elle est si souvent accompagnée, soit par les pneumonies et les pleurésies chroniques très-rebelles qu'elle laisse à sa suite. Pour la seule fois que dans toute cette discussion M. Bousquet laisse échapper un mot de médecine, avouons qu'il le fait avec un bonheur inoui. Il paraît au reste, que notre confrère était en veine de bien comprendre et de bien dire lorsqu'il a écrit ce passage. J'en juge par la manière ingénieuse dont il a interprété quelques-unes de mes paroles. En effet, j'ai dit que dans le service de M. Broussais, pendant les mois d'avril, mai et juin, 72 individus ont succombé pour la plupart à cette affection (la rougeole) ou à ses suites, et M. Bousquet comprend du premier coup que j'ai voulu dire que 72 *individus sont morts pour la plupart.* Laissons-le dans cette croyance ; il est des niaiseries auxquelles il ne faut pas répondre. Continuons notre discussion.

Si donc, la plupart des 72 individus cités (et non pas 73 comme le dit M. Bousquet; il n'en est mort que 26 en mai) ont succombé à la rougeole ou à ses suites; cette maladie a fait quelques ravages; et cela nous explique le surcroît de mortalité que l'on remarque dans le seevice de M. Broussais pour cette année. Presque seul en effet, il en a supporté les désastreux effets; M. Vaidy avait cessé son service avant l'apparition de l'épidémie ; M. Desgenettes n'a pris le sien qu'après sa disparition; et le service de M. Pierre étant en partie composé de prisonniers et de galeux, ce médecin n'a pu recevoir qu'un petit nombre d'hommes atteints de cette rougeole. Il est donc bien vrai que *cette maladie n'a pas été aussi meurtrière dans les autres services que dans celui de M. Broussais*, par la raison toute simple que deux en ont été complètement exempts, et qu'elle ne pouvait tuer personne là où elle n'était pas, et la remarque de M. Bousquet était digne d'appartenir à M. de la Palisse. Quant à ce qu'il nous dit du peu de mortalité des salles de blessés et de vénériens dans lesquelles on vit pénétrer *quelques rougeoles*, je ne m'étonne que d'une chose, c'est de ne le pas voir en extase devant un pareil résultat. Je saisis cette occasion de faire remarquer, que notre confrère porte dans ses tableaux comparatifs de mortalité les services de MM. Barbier et Duvivier, qui, comme on le sait, étaient exclusivement consacrés au traitement des blessés et des vénériens. Remarquons aussi qu'à la colonne d'observations du dernier de ces tableaux, il se contente de dire que le service de M. Pierre, en 1816 et 1817, était composé de galeux, et laisse croire ainsi aux lecteurs que tous les autres services, y compris ceux de MM. Barbier et Duvivier, étaient semblables entr'eux. N'y aurait-il pas eu plus de loyauté dans le procédé contraire.

Résumons maintenant toute cette seconde partie de la discussion, afin de mettre dans le plus grand jour les faits qui en ressortent.

M. Desgenettes n'a pas fait de service en 1815, il ne l'a fait que deux mois en 1816, trois mois en 1817, un mois en 1818 et quatre mois en 1819. M. Broussais, au contraire, a fait le sien pendant toute l'année en 1815 et en 1816, pendant huit mois en 1817, pendant toute l'année en 1818, et enfin pendant huit mois en 1819. Ces deux services ne sont donc pas comparables.

M. Vaidy n'a fait qu'un mois de service en 1819, contre M. Broussais huit mois, c'est donc une année à retrancher du parallèle. Le service de M. Vaidy renfermait des galeux et des prisonniers peu malades, en 1816 et 1818; tandis que celui de M. Broussais, pendant les mêmes années, ne renfermait que des fiévreux; ce sont donc encore deux années dont il n'est pas permis de comparer les résultats. Restent 1815 et 1817; nous y reviendrons.

M. Pierre avait un service entièrement composé de galeux en 1816 et 1817, et en partie formé par des galeux et des prisonniers en 1818 et 1819; le service de M. Broussais, au contraire n'a jamais contenu que des fiévreux; la mortalité de ces quatre années n'est donc pas comparable entre ces deux services. Reste l'année 1815; mais M. Pierre n'a fait que six mois de service dans le cours de cette année, contre M. Broussais l'an tout entier; c'est donc encore une année à retrancher du parallèle.

Enfin, MM. Barbier et Duvivier, n'ayant eu à traiter que des blessés et des vénériens pendant les cinq années sur lesquelles porte la discussion, leurs services doivent être mis hors de toute comparaison.

Ainsi donc, de six services comparables, suivant M. Bousquet, il n'en reste que deux, celui de M. Broussais, et celui de M. Vaidy; et de cinq années dont on pouvait comparer les résultats, toujours suivant M. Bousquet, il n'en reste encore que deux, 1815 et 1817.

Or, M. Broussais ayant perdu un malade sur 11 en 1815, et un sur 16 en 1817, sa mortalité moyenne a été de 1 sur 13.

M. Vaidy ayant perdu 1 malade sur 20 $\frac{1}{2}$ en 1815, et 1 sur 14 en 1817, sa mortalité moyenne a été de 1 sur 17 $\frac{1}{4}$.

Différence en faveur de M. Vaidy : 3 $\frac{3}{4}$.

Que deviendrait cette différence s'il était vrai que même en 1815, le service de M. Vaidy n'a pas été sans mélange de galeux. Que l'on se rappelle d'ailleurs que M. Broussais, chargé de la Clinique, recevait les plus graves malades, et l'on verra si cette différence n'est pas plus que justifiée. Enfin, quelle conséquence est-il permis de tirer d'une comparaison qui ne porte que sur deux années.

Voilà donc à quoi se réduit cette grande accusation qui devait sapper la nouvelle doctrine jusque dans ses fondemens ; cette accusation qui devait mettre en évidence *une vérité désastreuse dont l'humanité gémit depuis dix ans;* cette accusation pour le soutien de laquelle M. Bousquet et complices s'essoufflent en déclamations depuis une couple d'années; cette accusation échaffaudée avec tant de peine, la voilà qui s'écroule au bruit des huées, devant un seul regard de la justice et de la vérité.

M. Bousquet essayera sans doute de la relever; son amour-propre y est trop fortement intéressé pour que nous puissions espérer de l'y voir renoncer de bonne grâce. Déjà même, ne nous menace-t-il pas de nous accabler d'une nouvelle attaque. Jusqu'en 1825, nous dit-il, M. Broussais a perdu *constamment* plus de malades que ses collègues, nous en avons les preuves en main et nous les publierons. Publiez donc, M. Bousquet, publiez; accusez, puisque telle est votre manie; mais, auparavant, veuillez prêter un instant d'attention à ce que je vais vous dire.

MM. Damiron et Pierre, deux des collègues de M. Broussais dont vous avez l'intention de mettre les services en parallèle avec le sien, ont adopté les principes de la doctrine de ce professeur et traitent leurs malades d'après ces mêmes principes. Il y a plus : l'un d'eux est plus hardi que M. Broussais dans l'emploi de la diète et des évacuations sanguines, deux grands moyens dans lesquels vous faites ridiculement consister toute la thérapeutique de la doctrine physiologique. Enfin, M. Coutanceau, s'il faut en juger par l'article *Fièvre, du Dictionnaire de Médecine,* en adopte aussi, sinon toutes les opinions, du moins les principales. Or, si la mortalité de M. Broussais dépose contre sa doctrine, la mortalité de MM. Damiron, Pierre et Coutanceau, celle des deux premiers surtout, déposera au contraire en faveur de cette même doctrine, puisqu'elle est la règle de leur pratique. De deux choses l'une, ou les services de ces quatre médecins sont comparables, ou ils ne le sont pas : s'ils le sont, trois sur quatre sont favorables au système que vous attaquez, et par conséquent votre accusation est fausse; s'ils ne le sont pas, leurs résultats ne le sont pas davantage; votre accusation sera donc encore fausse puisqu'elle péchera par la base. Essayez de résoudre ces difficultés; avec de l'adresse, je le sais, vous en viendrez facilement à bout; mais quand vous en serez là, j'opposerai de nouveaux faits à vos assertions, et les faits, M. Bousquet, les faits sont terriblement entêtés, je ne sais pas s'ils vous cèderont jamais. Je le souhaite de bon cœur pour votre repos ; mais en attendant, souffrez que, malgré votre antipathie naturelle pour eux, je vous mette encore en rapport avec quelques-uns.

On se souvient sans doute que, dans une de ses premières attaques, notre confrère ayant cru voir dans les recherches statistiques du département de la seine, que la mortalité avait augmenté dans la capitale depuis le 1 janvier 1816 jusqu'au 1 janvier 1823, s'était empressé de dire et de prouver, comme il prouve toujours, que c'était cette maudite doctrine qui avait produit ce fâcheux résultat. Mais, par une de ces fatalités qui le poursuivent sans cesse, il s'était trompé, et la mortalité, au lieu de s'être accrue, avait diminué d'une manière très-marquée. Force lui a donc été de renoncer à cette partie de l'accusation, et il n'en est plus question aujourd'hui. Mais admirez l'amour de M. Bousquet pour son art : tant qu'il a cru que la mortalité était devenue plus considérable, il en a accusé la médecine, aujourd'hui qu'il sait que la mortalité a diminué, il refuse à la médecine l'honneur d'y avoir contribué, et même de pouvoir y contribuer dans l'avenir. Il a, sans doute, de bonnes raisons pour ne pas croire que la science médicale puisse produire quelque bien, mais enfin la majorité de ses confrères en a de meilleures encore pour défendre l'opinion contraire; et ne pouvait-il, par esprit de corps a défaut de conviction, sacrifier une fois en passant à la vérité. Nous réclamions, il est vrai, pour la nouvelle doctrine, cette part d'influence dans la diminution de la mortalité que M. Bousquet nous dénie, et il ne manquera pas de nous dire que la doctrine physiologique n'est pas la médecine toute entière. Mais qui ne sait que la majorité des praticiens en suit aujourd'hui les préceptes, et que ses plus fiers antagonistes, ceux-là même qui la repoussent dans leurs chaires et dans leurs écrits, ont été entraînés malgré eux à modifier leur thérapeutique. Elle domine la science et les applications; M. Bousquet ne l'a-t-il pas reconnu lui-même lorsqu'il l'a accusé d'avoir accru la mortalité.

C'est donc, suivant lui, aux progrès de l'agriculture, des arts, de l'industrie et du commerce, à l'élargissement des rues, à l'assainissement des quartiers mal sains, à l'agrandissement des hopitaux, au passage de l'état de guerre à l'état de paix, à l'amélioration des établissemens de bienfaisance, et à ces causes seules, qu'est due la diminution de la mortalité depuis plusieurs années ; la médecine n'a pas le droit de revendiquer dans ce résultat la part d'influence que nous lui avons accordée au grand déplaisir de M. Bousquet. Il me faudrait entrer dans de trop longues considérations pour montrer jusqu'à quel point notre confrère est injuste envers son art ; je me bornerai à protester contre une assertion aussi fausse qu'elle est honteuse dans la bouche d'un médecin. Qu'il me soit permis cependant de faire une simple remarque. En énumérant pêle-mêle toutes ces causes d'amélioration de la santé générale, M. Bousquet voulait-il en borner l'application à l'état sanitaire de la capitale, ou n'avait-il en vue que l'hopital du Val-de-Grâce. Je lui fais cette question, parce que je ne comprends pas bien comment le passage de l'état de guerre à l'état de paix a pu contribuer directement à la diminution de la mortalité de la capitale, et je n'entrevois pas mieux comment la mortalité du Val-de-Grâce a pu être réduite par les progrès de l'agriculture, des arts, de l'industrie et du commerce. Serait-ce donc que les habitans de Paris étaient plus malades quand nos soldats se promenaient en vainqueurs dans toutes les capitales de l'Europe, et par réciproque, ceux-ci se portaient-ils plus mal quand le commerce des premiers était dans la détresse.

Mais nous n'avons à examiner ici que l'influence du retour de la paix sur la mortalité du Val-de-Grâce. Cette influence est-elle aussi considérable qu'on le suppose, et suffit-elle pour expliquer la différence des résultats que nous avons signalés. C'est là le point de la question.

Mettons de côté les années 1810, 1811, 1812, 1813 et 1814. Cette période comprend le désastre de Moscou, la dernière campagne d'Allemagne et celle de France; et si pendant son cours, la mortalité du Val-de-Grâce s'est élevée à 1 sur $9\frac{4}{5}$, on le doit évidemment à nos revers, à ce que le théâtre de la guerre s'est de plus en plus rapproché de la Capitale, et enfin à ce que le typhus est venu ravager l'armée. On ne peut donc pas mettre la mortalité de ces cinq années en parallèle avec celle des cinq de paix qui les ont suivies; cela n'est pas douteux; et je prie M. Bousquet de croire que j'avais fait cette réflexion lorsque j'ai répondu à M. Miquel; mais elle ne m'avait pas arrêté, parce que je m'étais promptement aperçu qu'elle n'influait en rien sur les *résultats généraux* que j'avais à comparer.

Mais de 1800 à 1809 inclus, l'aspect du Val-de-Grâce différait-il de celui qu'il présente depuis 1815 ? Le théâtre de la guerre était éloigné; de nombreux hôpitaux militaires étaient organisés dans le sein des armées et dans toutes nos villes frontières, et les soldats blessés ou malades n'obtenaient qu'en petit nombre, et avec les plus grandes difficultés, la faveur d'être évacués sur les hôpitaux de France, et plus difficilement surtout celle de se rendre dans les hôpitaux de l'intérieur. Ce n'était, en général, que dans les cas d'encombrement à l'armée, que les transports de malades avaient lieu sur la France; et quels étaient alors les malades que l'on faisait ainsi voyager. Parmi les blessés, ce ne pouvaient être ni les hommes atteints de fractures comminutives, ni ceux qui avaient des plaies pénétrantes de la poitrine ou de l'abdomen, ni les amputés, en un mot, aucun des hommes atteints de blessures graves que l'on transportait à de si grandes distances; on ne l'aurait pu sans compromettre leur vie. Parmi les fiévreux, pouvait-on penser à éloigner les hommes atteints de dysenterie, de pneumonie aiguë, de typhus, de *fièvre adynamique*, etc., c'est-à-dire des maladies les plus meurtrières. Non, sans doute. Parmi les premiers, ceux qui portaient de vieilles plaies fistuleuses, d'anciennes cicatrices adhérentes et gênant certains mouvemens, des ankyloses qui réclamaient l'emploi des bains sulfureux, les amputés guéris et les éclopés de toute espèce attendant leur réforme, et dans les cas urgents, les plaies ordinaires d'armes à feu qui n'intéressaient que les parties molles; parmi les seconds, les hommes atteints de douleurs rhumatismales anciennes, d'affections chroniques de longue durée, de fièvres intermittentes rebelles, et dans les cas de nécessité absolue, quelques hommes affectés de maladies aiguës peu graves; tels sont les malades auxquels on faisait traverser la frontière. Le plus grand nombre était placé dans les hôpitaux de première et de seconde ligne; plusieurs se rendaient directement aux dépôts de leurs régimens, et quelques-uns enfin arrivaient jusque dans les hôpitaux de l'intérieur au nombre desquels se trouvait le Val-de-Grâce.

D'où venait donc la majeure partie des malades qui étaient traités dans cet hôpital? De la garnison de Paris, comme aujourd'hui. Mais cette garnison était alors composée de vétérans usés? Non pas entièrement, car la plupart des hommes des régimens de la *garde de Paris* étaient dans la force de l'âge. Les choses étaient donc à-peu-près comme aujourd'hui, car les vétérans existent encore, et d'un autre côté, les conscrits qui forment la masse de nos régimens actuels peuplent bien autant les hôpitaux que ne le faisaient alors les soldats les plus usés; l'état général du Val-de-Grâce diffère donc bien peu de ce qu'il était alors. Or, de 1800 à 1804 inclus, on y a perdu 1,740 malades sur 27,880 que l'on a guéris, ce qui donne une mortalité de 1 sur 16; et de 1805 à 1809, le nombre des morts a été de 2,401 sur 26,249 guérisons, ce qui porte la mortalité à 1 sur $10\frac{15}{16}$. De 1815 à 1819 au contraire, le nombre des morts n'a pas dépassé 1,132, lorsque celui des malades guéris s'est élevé à 31,803; d'où il suit que la mortalité n'a été que de 1 sur $28\frac{1}{10}$. Comparez donc ce résultat avec les précédens, avec le plus favorable même, et dites si la différence n'est pas énorme. Mais me croyez-vous assez prévenu ensuite, pour attribuer en entier cette prodigieuse diminution de mortalité à la doctrine physiologique? Non; convaincu qu'il nous manque une foule d'élémens dans ce problême, je ne veux pas comme vous le trancher au lieu de le résoudre. Je ne revendique pour la doctrine nouvelle qu'une part dans ce précieux résultat. Quelle est au juste cette part? Je l'ignore; mais il me suffit qu'on ne puisse plus la contester.

Après avoir accumulé tant d'erreurs dans sa réponse, il était impossible que M. Bousquet ne couronnât pas l'œuvre par une de ces bévues bien saillantes qui frappent tous les yeux. Aussi l'a-t-il fait. Voulant donner une dernière preuve du danger de la nouvelle doctrine, il s'est mis à comparer la mortalité de M. Broussais, en 1815, à celle de M. Cross en 1814. Dans cette année 1814, nous dit-il, lorsque les salles du Val-de-Grace étaient pleines de militaires de diverses nations, parvenus, après des fatigues de toute espèce, des contrées les plus éloignées, jusque dans la capitale de la France, et que, pour comble de malheur, le typhus était parmi eux, M. Cross, alors médecin de cet hôpital, n'eut à regretter qu'un malade sur $7\frac{2}{3}$. Et en 1815, ajoute-t-il, dans les conditions hygiéniques les plus heureuses et les plus favorables, lorsque le nouveau gouvernement avait dissous l'ancienne armée, accordé des congés de réforme à tous les vieux soldats dont les sentimens pouvaient lui paraître suspects, recomposé les cadres des régimens de nouvelles recrues, c'est-à-dire de jeunes gens plus ou moins robustes, lorsque tout était rentré dans l'ordre et que la paix était venue nous consoler des malheurs de la guerre, M. Broussais perdait 1 malade sur $8\frac{1}{2}$ (M. Bousquet a voulu dire 1 sur 11; c'est sans doute une faute d'impression), lui qui n'avait affaire qu'à des hommes jeunes, choisis et venant directement des casernes de Paris. Puis, tout fier d'avoir fait cette découverte, M. Bousquet s'écrie : Voilà pour le coup des résultats qui n'ont pas besoin de commentaires; ils sont clairs, précis, et rien ne peut en atténuer l'effet. Où donc était-il à cette époque de douloureuse mémoire pour en ignorer aussi complètement les événemens extraordinaires ? Quoi ! en 1815 il n'y avait pas eu de conscription, et il vient nous dire que l'armée était composée de nouvelles recrues ; Napoléon franchissait comme un aigle l'espace qui sépare l'île d'Elbe des champs de Vaterloo, et, dans son rapide passage, il agitait la société toute entière jusque dans ses derniers elémens, et M. Bousquet nous assure que tout était rentré dans l'ordre ; le sang de nos braves arrosait les plaines de la Belgique ; l'Europe assistait en armes aux grandes et terribles funérailles de la gloire française, et il prétend que la paix était venue nous consoler des malheurs de la guerre ; une armée vaincue, honteuse de sa défaite, humiliée surtout par la présence d'un insolent vainqueur sur le territoire sacré de la patrie, traversait tristement la capitale pour se rendre en exil aux bords de la Loire, et M. Bousquet nous parle de conditions hygiéniques heureuses et favorables. Encore une fois où était-il donc ? combien d'erreurs il a su rassembler dans si peu de mots. Mais pouvait-il mieux clôre une discussion qu'il a marquée à chaque pas par des méprises ? La fin ne devait-elle pas répondre au commencement et au milieu ? Quel malheur que M. Bousquet n'écrive pas l'histoire ! L. Ch. ROCHE.

RÉPLIQUE A M. ROCHE.

Jamais M. Roche n'avait poussé l'oubli des bienséances aussi loin que dans la réponse qu'on vient de lire. Il faut le plaindre, mais il ne faut pas lui en vouloir pour cela. M. Roche écrit des injures comme il fait des systèmes. S'il était en son pouvoir d'observer les plus simples convenances, il ne se serait fait ni l'apôtre de la nouvelle doctrine, ni le champion de son fondateur : il faut pour ce double rôle un degré d'enthousiasme et de passion qu'il n'est pas facile de rencontrer, et la passion va rarement avec l'urbanité. Aussi avons-nous été des premiers à rejeter le conseil de quelques confrères qui voulaient qu'on renvoyât l'article précédent, en priant son auteur de le traduire en langage poli. Outre que la leçon eût été perdue, il était à craindre qu'elle ne fût mal reçue, mal interprétée ; on y eût vu peut-être un déni de justice, et comme rien n'est plus éloigné de notre pensée, nous avons admis, sans hésiter, la *réponse* de M. Roche avec toutes ses inconvenances. Après tout, nous ne sommes pas chargé de refaire son éducation ; mais nous devions compte à nos lecteurs des motifs qui nous ont fait accueillir une diatribe dont rien n'égale le mauvais ton, si ce n'est peut-être le mauvais goût. A quoi bon ces expressions de *sifflets*, de *Basile*, d'*Escobar*, de *folie*, de *jésuitisme*, etc. ? M. Roche se serait-il flatté de couvrir la faiblesse de sa cause par le dévergondage des paroles? Qu'il ne l'espère pas.

A travers ce système d'injures et de diffamation avec lequel on compromet tout ce qu'on défend, on n'en voit pas moins fort clairement qu'il abandonne la partie. D'abord il s'associe à tous les fanatiques de la même secte pour proclamer la nouvelle doctrine comme le plus grand bienfait que le ciel, dans sa clémence, ait accordé au dix-neuvième siècle ; et peu s'en faut qu'il n'ait placé le fondateur au rang des demi-dieux. Que les temps sont changés ! Plus modeste aujourd'hui, toute son ambition se borne à justifier cette doctrine des résultats dont on l'accuse, et à prouver que son auteur n'est pas plus malheureux dans sa pratique que ses confrères.

Voilà bien en effet les deux points capitaux de la discussion; mais M. Roche les a noyés dans un déluge de mots qui nuisent à leur clarté. Qu'il veuille bien y revenir avec moi; je sens tout ce que cette position a de pénible pour lui, et j'aurai la discrétion de ne pas l'y retenir long-temps.

Premier point. M. Broussais perd-il plus d'un malade sur 30 ? « Je donne, dit M. Roche, gain de cause à M. Bousquet sur le premier point de la discussion. » A la bonne heure; sa réponse du moins n'est plus douteuse, elle n'est que tardive.

Encore, que de précautions pour nous y préparer ! Avant d'y arriver il faut franchir huit grandes pages, dans lesquelles on cherche à prouver que M. Broussais n'eut jamais les intentions qu'on lui prête, ou, ce qui revient au même, qu'il n'a pas dit ce qu'on lui fait dire. En ce cas, il est passablement extraordinaire qu'il ait attendu jusqu'ici pour faire rétablir le véritable sens de ses paroles. Il faut être bien indifférent à sa réputation pour rester pendant plus de deux ans sous le poids d'une accusation de faux, lorsque d'un mot on pouvait la dissiper ! Ce silence n'est pas naturel; il ferait croire que notre erreur n'était pas aussi désagréable à M. Broussais qu'on se plaît à le dire, puisqu'il nous y a laissés pendant si longtemps, et nous y serions encore sans M. Roche. Pourquoi faut-il qu'il se soit ôté tout le mérite de cet aveu par la lenteur qu'il a mise à le faire ?

En vain voudrait-il faire croire que nous avons feint de ne pas comprendre M. Broussais, pour nous donner le malin plaisir de lui prêter des torts imaginaires. Nous ignorons s'il est des auteurs assez vils pour user d'un pareil procédé; mais il n'est pas à notre usage, et nous le repoussons avec indignation.

M. Broussais, il est vrai, n'a pas parlé en première personne, il a pris un tour plus vague; au lieu de dire *je ne perds*, ou, *les médecins phy-*

siologistes ne perdent qu'un malade sur 30, il a dit *dans les hôpitaux où la doctrine physiologique a été adoptée, on ne perd*, etc. Mais ne pouvait-on pas croire que ce n'était là qu'une manière de parler qu'on adopte volontiers quand on parle de soi ? Etait-il donc si naturel de penser que, pour faire un plus bel éloge de sa doctrine, il s'était approprié les succès de ses confrères, en embrassant dans ses calculs tous les malades du Val-de-Grâce, fiévreux, blessés, galeux et vénériens ? C'eût été avouer que l'école *physiologique* a réformé la thérapeutique des plaies, de la gale et de la syphilis, et nous ne le croyons pas. Mettez M. Larrey ou M. Dubois à la place de M. Gama ; guériraient-ils moins de blessés ? M. Richond est-il plus heureux que M. Cullérier ? Et la gale est-elle plus meutrière entre les mains des *éclectiques* qu'entre celles des *physiologistes ?* (1)

Mais quand même la nouvelle doctrine aurait la

(1) Dans l'espace d'environ huit ans, depuis le 25 avril 1819, jour d'ouverture, jusqu'au 1er février 1827, Picpus a reçu 7770 galeux ou vénériens. Il y est mort 17 hommes, encore y a-t-il sur ce nombre 4 sexagénaires. Deux ont succombé aux suites de la syphilis, et les autres à des lésions organiques ou à des phlegmasies aiguës des viscères ; mais la gale n'y a tué personne, et cependant je ne sache pas que les officiers supérieurs de santé de cet hôpital, MM. Andouard, Gorsse et Denis, se soient montrés très-favorables aux principes de l'école de l'*irritation*.

prétention d'avoir influé sur la thérapeutique des blessés, des vénériens et des galeux, ce ne peut être au Val-de-Grâce, à l'époque dont nous parlons; puisque les officiers de santé chargés de ces services n'étaient par *physiologistes*, hors M. Pierre; mais M. Pierre avait les galeux, et la gale n'a jamais fait beaucoup de victimes. Il fait beau voir le chef de la médecine *physiologique* déclamer contre tout ce qui lui refuse foi et hommage, et se parer ensuite des succès des dissidens pour en composer son triomphe.

Quoi qu'il en soit, si je me suis mépris sur le sens des paroles de M. Broussais, mon erreur était donc excusable, mais je ne réclame point d'indulgence; quand on n'en a pas besoin on n'en demande pas. De deux choses l'une : ou M. Broussais a voulu parler de son service, ou il a voulu parler d'un hôpital en masse; s'il a parlé de son service, il a avancé un fait faux, en disant qu'il ne perd qu'un malade sur 30, puisque, de l'aveu de M. Roche, le moins qu'il en ait perdu c'est un sur 19, et le plus un sur $8\frac{1}{2}$; terme moyen, un sur $12\frac{1}{4}$. S'il a parlé d'un hôpital en masse, il a avancé un fait faux, et, de plus, calomnieux; car il n'est point d'hôpital militaire où fiévreux, blessés, galeux et vénériens réunis, donnent une mortalité d'un sur 5. Il n'en est point, dis-je; et M. Roche lui-même s'est assuré que dans les temps les plus désastreux, de 1810 à 1814, la mortalité moyenne du Val-de-Grâce ne s'est pas élevée au-delà d'un sur 10. Tel est donc le dilemme que je propose à la sagacité du maître et des élèves, et je les défie de répondre quelques chose qui contente un homme raisonnable.

Pressé par cette double argumentation, il est impossible que M. Roche ne revienne sur ce qu'il a dit, et ne se range de notre avis. Il aimera mieux laisser croire que son maître a enflé ses succès que de faire supposer qu'il a porté une accusation calomnieuse contre ses confrères. M. Broussais entendait donc parler de lui et uniquement de lui : le plus léger doute à cet égard serait injurieux à son caractère ; c'est sans doute ma preuve la plus forte, mais ce n'est pas la seule. Nous avons encore pour nous un témoignage que M. Roche ne récusera pas, c'est celui de M. Broussais lui-même. Relisez sa réponse à notre premier tableau. Là, il n'interprète nullement le *prospectus des Annales* comme l'interprète M. Roche. Il le défend au contraire et le fortifie. Loin de convenir qu'il y ait de l'exagération dans ce qu'il a dit, il soutient que les avantages de la médecine *physiologique* sont *immenses, prodigieux.* « Ils sont
» tels, ajoute-t-il, que plusieurs médecins mili-
» taires pratiquant sur des maladies *aiguës*, dans

» les hôpitaux nouvellement ouverts, n'ont pas
» même perdu un malade sur cent. Ce résultat
» vient d'être obtenu en Espagne, ce qui n'ar-
» rivait jamais autrefois. » Dans le même écrit,
on lit : « Tous ceux qui suivent ma clinique
» avec assiduité savent que nous ne perdons
» jamais de maladies *aiguës*, quelle que soit
» leur gravité, quand on nous les apporte les
» premiers jours. » Voilà comme il répond au
reproche d'exagération, c'est en exagérant encore. Maintenant, je le demande, croit-on que
le maître n'exalte les élèves que pour se rabais-
ser? Croit-on qu'il leur accorde le privilége de
ne pas perdre un malade sur 100, et qu'il se
refuse celui de n'en perdre qu'un sur 30 ?
A la vérité, il se glorifie de leurs succès en
les rapportant à ses principes; mais apparemment il suit dans sa pratique ce qu'il enseigne
dans ses leçons, et dès-lors pourquoi serait-il
plus malheureux que ses disciples? Pour moi,
je l'avouerai, si quelque chose m'étonnait,
c'était de voir si peu d'accord entre les éloges
qu'il faisait de sa doctrine et les résultats de
sa clinique, entre les mots et les chiffres. Aussi
s'est-il bientôt aperçu de la contradiction : il a
bien senti que c'était trop peu d'estimer les
avantages de la médecine *physiologique* SIX FOIS
au-dessus des avantages de l'éclectisme, comme

l'établissait la proportion d'un sur 30, comparée à celle d'un sur 5. M. Broussais est donc revenu sur ses pas, et pour le coup il a déclaré que » ce n'est pas assez de dire en général que » l'on perd, en suivant la doctrine physiolo- » gique, VINGT FOIS moins de malades que l'on » ne faisait autrefois. » A la vérité, cela n'est pas également facile à comprendre pour tous les esprits; car enfin, dit M. Miquel, si M. Broussais, *physiologiste,* a perdu, en 1819, un malade sur $8\frac{1}{2}$, comment aurait-il fait, s'il n'avait pas été *physiologiste,* pour en perdre *vingt fois* davantage? Il aurait dû avoir un peu plus de deux morts pour chaque malade. Heureuse la doctrine qui sait prévenir un pareil résultat!

Second point. Après nous avoir longuement vanté son amour pour la vérité, M. Roche ouvre la discussion sur le second point en transcrivant le tableau du mois d'avril 1824 et celui du mois de mars de cette année. Quoique destinés à prouver la même chose, savoir que M. Broussais perd plus de malades que ses collègues, ces deux tableaux diffèrent à bien des égards l'un de l'autre, et M. Roche n'a pas de peine à démontrer des erreurs que nous avons dès long-tems reconnues et publiquement avouées. Car quoique nous parlions beaucoup moins de franchise et de bonne foi, elles ne nous sont pas moins chères qu'à lui, et nous savons le prouver quand il le faut.

Quoi qu'il en soit, il ne s'agit en ce moment que du second tableau; mais puisque M. Roche a cru devoir revenir sur le premier, il aurait bien dû faire observer que le peu de vérités qu'il contient sont précisément relatives au service de M. Broussais; ce qui n'est pas du tout indifférent dans la question. Ainsi, il y a accord parfait pour les années 1815, 1816 et 1819; et les différences des années 1817 et 1818 sont infiniment petites : c'est 14 au lieu de 16, et 12 au lieu de 14; encore, pour faire des nombres ronds, a-t-on négligé les fractions qui sont toutes en moins. Mais ces différences ne faisant rien à la solution du problème, nous n'y regardons pas de si près.

Il est des esprits qui se persuadent difficilement ce qui ne flatte pas leurs préventions ou leurs intérêts. Le second tableau n'accommode pas mieux M. Roche que le premier, et il ne le croit pas totalement exempt d'erreurs. Celles qu'il signale sont, toutefois, si rares et si légères, qu'il est plus humiliant pour lui d'en faire la remarque, qu'il ne le serait pour nous d'en faire l'aveu si elles étaient démontrées. Mais ici ses documens ne sont pas parfaitement conformes aux nôtres, et il nous permettra sans doute de nous en rapporter par préférence aux témoignages dont nous connaissons la source. Parmi les notes qui nous ont été confiées, plusieurs portent la signature de M. Lesne et de M. Dubois, l'un inspecteur, et l'autre directeur du Val-de-Grâce ; et parmi les autres, il y a des copies prises sur les originaux ou vérifiées sur les originaux par un employé de l'hôpital, dont le désintéressement dans la question est un sûr garant de sa fidélité. Au surplus, je le répète, les erreurs qui nous sont imputées, en les supposant véritables, ne sont d'aucune importance, pas même celle dont nous allons parler, quoiqu'elle soit bien réelle. Je donne à M. Vaidy 1390 sortans et 71 morts en 1819, tandis qu'il n'a eu que 156 sortans et 7 morts. La différence est sans doute considérable ; mais avec un peu de cette bonne foi si chère à M. Roche, il aurait vu que c'était manifestement une erreur du copiste. Si l'on veut prendre la peine de se reporter à notre article du mois de mars 1827, page 470, on verra que j'y déclare positivement que M. Vaidy quitta Paris au commencement d'avril 1819, pour aller prendre le poste honorable de médecin en chef de l'hôpital militaire de Lille. Or, s'il n'eut en 1816 que 698 malades, en 1817;

824, en 1818, 728, comment en aurait-il reçu presque le double en 1819 dans le court espace d'un mois ? Cette réflexion saute aux yeux, et j'ai trop bonne opinion de la sagacité de M. Roche pour croire qu'elle lui ait échappé ; mais il n'a eu garde d'en parler. J'ai usé de plus de générosité envers lui, et cela me donnait peut-être quelque droit à la sienne. Dans un passage de son article, inséré dans les *Archives*, octobre 1826, il donnait à M. Broussais un mort sur 8, une année où il n'en eut qu'un sur 11. Il ne tenait qu'à moi de me prévaloir de cette erreur, mais je n'en voulus pas profiter, supposant qu'il y avait une faute d'impression. Peut-être aussi la bonté de ma cause me permettait-elle de lui faire cet avantage, et ne s'est-il pas cru en position de me le rendre. Du reste, cette erreur, si grave en apparence, m'était plus préjudiciable qu'utile, et je ne saurais trop remercier M. Roche de l'avoir relevée. Ce qui importe, en effet, dans l'évaluation de la mortalité ; ce n'est pas le nombre des hommes, mais bien la proportion des morts aux malades. Or, nous adoptons d'autant plus volontiers la rectification de M. Roche, que nous ne pouvons qu'y gagner ; car 156 divisés par 7 donnent 22 au quotient, tandis que 1390 divisés par 71 ne donnent que 18. Ainsi, au lieu de dire que M. Vaidy perdit, en 1817, un malade sur 18, nous dirons un sur 22.

Tel est l'avantage d'une belle position, que les attaques les plus spécieuses et les mieux dirigées ne font qu'en assurer le triomphe. M. Roche sent mieux de jour en jour qu'il est sur un mauvais terrain, et il voudrait à tout prix en changer. Son seul espoir est désormais de déplacer la question. Condamné par les chiffres, il proteste contre toute comparaison entre le service de son maître et celui de ses collègues. Il refuse le combat pour se soustraire à la honte de la défaite.

Voyons toutefois en quoi le service de M. Broussais est si différent des autres services. C'est, dit M. Roche :

1°. « Parce que ce médecin n'a jamais eu que » des fiévreux dans ses salles ; tandis que le » service de M. Pierre était, en 1816 et 1817, » entièrement composé de galeux, et 1819, » en partie de galeux. » C'est convenu depuis long-tems ; mais qu'a-t-on à dire pour 1815 et 1818 ?... « Parce que le service de M. Vaidy » était, en 1816, 1818 et 1819, composé comme » celui de M. Pierre dans cette dernière année. » Je tire la réponse à cette objection d'une lettre de M. Vaidy, pleine d'ailleurs d'estime et de bienveillance pour M. Broussais. « A Paris comme

» à Vienne, à Berlin, à Varsovie, a Presbourg,
» à Salamanque, etc., j'ai désiré faire des ex-
» périences sur le traitement de la gale, et c'est
» d'après ma demande que me fut confiée une
» salle de *galeux-fiévreux;* mais ces malades
» avaient, outre leur affection psorique, des
» inflammations de l'estomac, du poumon, du
» cerveau, tout comme ceux des autres salles;
» il en résultait seulement pour moi une diffi-
» culté plus grande dans le traitement des in-
» flammations chroniques, et peut-être aussi
» des chances un peu plus grandes de mor-
» talité....» Enfin, si l'on en croit le défenseur
de M. Broussais, le service de M. Desgenettes, du médecin en chef, « n'était pas com-
» posé de fiévreux en 1816, puisque la morta-
» lité n'y a été que d'un malade sur 78, résultat
» qu'on obtient à peine dans les salles des
» blessés. »

Remarquez, je vous prie, la logique de
M. Roche. Il est si persuadé de la prééminence
de la doctrine *physiologique*, que s'il connaît
un médecin plus heureux que son maître, il
en conclut de suite qu'ils n'ont pas les mêmes
malades. C'est ce qu'il vient de dire de M. Desgenettes; c'est ce qu'il va dire de M. Vaidy.
Voyant qu'en 1816 et 1818 ce médecin n'a
perdu qu'un malade sur 27 et 28, il en conclut

que ses salles étaient composées comme en 1819, où il ne perdit qu'un malade sur 22. Or, il nous apprend qu'en 1819 il y avait dans ces salles des galeux et des prisonniers. M. Vaidy nous a dit lui-même quels étaien. ces galeux : il nous reste à parler des prisonniers que M. Roche prend décidément sous sa protection, et pour prouver qu'ils ne meurent pas, il soutient qu'ils ne prennent pas de médicamens et qu'ils mangent les trois-quarts. Peu en peine de ce qu'ils mangent, je soutiens à mon tour que, proportion gardée, la mortalité est beaucoup plus considérable parmi eux que parmi les autres malades. La différence à cet égard est même si grande, que, comme on l'a dit, l'autorité militaire ordonna, l'année dernière, sur la demande du médecin chargé de ce service, une enquête pour en rechercher les causes. Mais ces causes tiennent, pour la plupart, à la situation morale des hommes, et il n'est pas au pouvoir de l'administration d'y remédier. Aussi les prisonniers continuent-ils à mourir. Il n'y a que quelques mois que, dans un espace de temps déterminé, un service de 180 malades a donné 15 morts, or, sur ces 15 morts il y avait sept prisonniers, lesquels n'étaient qu'au nombre de 40 à 45. En sorte que 45 prisonniers ont fourni autant de morts, moins un, que 135 malades libres.

Cette proportion est sans doute trop forte pour pouvoir être donnée comme moyenne ; mais il n'y a peut-être que M. Roche au monde qui osât soutenir que la mortalité est moindre dans les prisons que hors les prisons.

2°. On refuse encore la comparaison « parce
» que, pendant les cinq années sur lesquelles
» porte l'accusation, M. Broussais a fait *quatre*
» *ans et quatre mois;* tandis que dans le même
» espace de temps M. Desgenettes n'a fait
» le sien que pendant *dix mois;* M. Pierre,
» en 1815, pendant *six mois* seulement, et
» M. Vaidy en 1817, pendant un seul mois. »

Je ne dirais rien de ce passage, quelque vicieuse qu'en soit la rédaction, s'il ne m'importait d'écarter une interprétation que d'ailleurs l'auteur désavoue. Après avoir indiqué le temps pendant lequel M. Broussais fit son service, M. Roche, arrivant aux autres médecins, change tout-à-coup son tour de phrase, et désigne le temps pendant lequel ils n'ont pas fait le leur. En sorte qu'au premier coup-d'œil il semble que M. Pierre n'ait rempli ses fonctions que pendant six mois, et M. Vaidy pendant un mois seulement. Ce n'est pas ce qu'a voulu dire M. Roche, et il m'a fait l'honneur de me l'écrire ; mais tout en rendant justice à ses intentions, je persiste à croire que sa rédaction eût été plus claire et plus correcte, s'il eût dit que M. Broussais ayant fait son service pendant *quatre ans* et *quatre mois*, M. Pierre fit le sien pendant *quatre ans* et *six mois*, et M. Vaidy pendant *quatre ans* et *un mois*. A la vérité, on ne comprend plus comment des services qui ont duré le même espace de temps, à deux ou trois mois près, ne sont pas comparables sous le rapport du temps ; mais M. Roche nous expliquera cela peut-être un jour.

3°. Enfin, et c'est ici la dernière raison qu'il allègue pour mettre M. Broussais hors de ligne, » parce que les salles de ce médecin étant con- » sacrées à la clinique, le chirurgien de garde » a toujours eu l'ordre d'y envoyer les ma- » lades les plus gravement affectés. »

A la persévérance avec laquelle on reproduit cette objection, on peut juger combien on y tient. Deux fois réfutée, elle reparaît encore avec une nouvelle variante. Vous vous souvenez que primitivement on a donné les maladies les plus graves à M. Desgenettes ; puis on les a partagées entre le médecin en chef et le professeur de clinique ; enfin, on en dépouille complètement M. Desgenettes pour en gratifier M. Broussais, comme ayant les *salles consacrées à la clinique*. On conviendra que tant de variations sur l'énoncé du même fait sont peu propres à prévenir en faveur de son exactitude. Mais ce n'est pas sur de simples présomptions que j'ai déclaré que l'ordre dont il est ici question n'existait pas, ou que, s'il existait, il n'était pas suivi, ce qui revient au même pour le résultat. J'ai dit qu'il n'existait pas, sur la foi des propres collègues de M. Broussais ; j'ai dit que, s'il existait, il n'était pas suivi, sur la foi de ceux-là même à qui l'exécution en était confiée : enfin, j'ai prouvé que l'exécution en était impossible, en faisant connaître avec détail la manière dont cette partie du service est organisée à l'hôpital du Val-de-Grâce.

Tels étaient les objets que M. Roche avait à examiner ; mais il semble que, dans cet examen, il ait eu plus à cœur de s'assurer de la réalité de mes démarches, que de connaître la vérité sur le point en litige. Admirez sa sagacité : il veut savoir ce qui se passait au Val-de-Grâce depuis 1815 jusqu'à 1819 inclusivement, et il s'adresse à MM. Coutanceau et Damiron, qui n'y sont entrés qu'en 1820 : il était facile de prévoir leur réponse. M. Damiron a ajouté cependant qu'il croyait savoir que plusieurs chirurgiens de garde, prévenant, par un heureux instinct, les vœux de M. Broussais, lui adressaient les maladies les plus graves. Mais comment M. Damiron le sait-il ? connaît-il ces chirurgiens ? Non. Pourrait-il nous apprendre le nom d'un seul ? pas davantage ; il a *entendu dire*, on lui a *rapporté*, etc. C'est dans ces termes qu'il s'est exprimé avec nous. Du reste, on lui a dit aussi que ces chirurgiens agissaient *spontanément* et sans ordre ; ce qui doit faire supposer qu'ils étaient très-peu nombreux. Cela est d'autant plus probable, que nous savons de M. Damiron lui-même, que depuis deux ou trois ans qu'il a vu cet ordre affiché dans la chambre de garde, il n'a jamais été généralement suivi. Du reste, M. Damiron est trop juste pour n'avoir pas fait ces observations à M. Roche, mais M. Roche a cru devoir les passer sous silence.

Il a tronqué de même, de la manière la plus déloyale, la lettre de M. Coutanceau, en n'en citant que le commencement. Interrogé par nous, cet estimable confrère nous a dit qu'après avoir déclaré qu'il ne pouvait fournir aucune lumière sur ce qui se pratiquait au Val-de-Grâce avant 1820, il ajoutait que, malgré les ordres donnés il y a environ *dix-huit mois*, d'envoyer les maladies les plus sérieuses dans les salles de clinique, *il avait tout lieu de croire qu'il y avait toujours eu dans son service autant de ces maladies que partout ailleurs*. Pourquoi

M. Roche a-t-il supprimé ces lignes? il est d'autant plus coupable, que M. Coutanceau finissait en disant que *sa lettre ne renfermant que la vérité, il permettait d'en faire tel usage qu'on voudrait.* M. Roche a jugé à propos d'en garder l'usage pour lui seul.

Nous n'avons pas pris la même route pour atteindre le même but. M. Roche a cherché ses renseignemens hors de l'hôpital; j'ai pris les miens dans l'hôpital. J'ai donc écrit à M. Vaidy, et je transcris ici sa réponse :

« Vous me demandez s'il est vrai que M. Brous-
» sais recevait les maladies les plus graves, et
» qu'il remplissait nos salles de ses convales-
» cens? cette question est si étrange, qu'elle
» a l'air d'une plaisanterie. Je répondrai, en
» général, que jamais, à ma connaissance, de-
» puis trente-deux ans que je sers dans les
» hôpitaux militaires, un médecin, quelque in-
» fériorité de talent qu'on lui supposât, n'a
» subi l'humiliation d'alimenter, durant la con-
» valescence, des malades qu'il n'avait pas
» traités dans l'état de maladie. Puis le mé-
» decin en chef que nous avions alors était
» trop équitable pour établir une distinction
» aussi outrageante entre M. Broussais et ses
» collègues, parmi lesquels il y en avait un
» revêtu depuis plusieurs années du titre de

» médecin principal d'armée. D'ailleurs la déli-
» catesse de M. Broussais ne lui eût pas permis
» de se prêter à une aussi criante iniquité.
» Si des maladies plus graves se sont trouvées
» dans le service de M. Broussais, ce n'a pu
» être que par ces circonstances fortuites qui
» se mêlent à toutes les choses humaines; ou
» bien, ç'aura été peut-être, à l'insu de tous
» les collègues de M. Broussais, l'effet d'une
» détermination propre et spontanée de quel-
» quelques chirurgiens de garde, qui auront
» jugé à propos d'envoyer les malades les plus
» gravement affectés dans les salles du profes-
» seur de pathologie. »

J'ai parlé aussi à M. Duvivier, alors chirurgien-major au Val-de-Grâce, à présent chirurgien en chef de la maison militaire du roi, et j'en ai eu la même réponse. De quel droit M. Roche récuserait-il aujourd'hui le témoignage de ce confrère ? parce que, chargé des vénériens, il ne peut fournir de notes exactes sur les fiévreux ? Mais il ne s'agit pas ici de notes exactes ; il s'agit d'une simple mesure administrative, de faire un choix parmi les malades. Si cette mesure avait été prise, pourquoi donc M. Duvivier n'en aurait-il pas eu connaissance ? Serait-ce parce qu'il avait son appartement dans l'hôpital, ou parce qu'il avait de plus fréquens rapports avec les chirurgiens sous-aides, sur lesquels son grade lui donnait droit de surveillance? Cet ordre était donc bien secret! si secret en effet, qu'il n'était connu de personne, ni des collègues de M. Broussais, ni des sous-aides chargés de l'exécution. M. Roche dit à ce propos que je serais fort embarrassé pour nommer un seul de ces derniers : nullement, et puisqu'il n'en demande qu'un, je citerai le premier qui me le permet, c'est M. Denis, maintenant aide-major à Picpus.

Ainsi, quand je défiais M. Broussais de publier un certificat signé de tous ses collègues, attestant qu'il recevait en effet les maladies les plus graves et qu'il leur faisait présent de ses convalescens, je savais bien que mon défi ne serait pas accepté. A défaut des noms de MM. Desgenettes, Vaidy, Pierre, Barbier, Duvivier, M. Broussais nous fait offrir ceux de MM. Bégin, Boisseau, Desruelles. L'échange serait peut-être faisable dans toute autre matière; mais dans celle-ci il n'est pas même proposable, parce que nul ne peut être juge dans sa propre cause.

Toujours occupé d'atténuer les revers de M. Broussais, M. Roche nous fait presque un crime de n'avoir pas confondu les évacués avec les sortans. Faut-il donc lui répéter que les évacués ne sont pas des hommes guéris, puisque de deux maladies il leur en reste encore une, qui les oblige à passer dans un autre service. Un homme se présente qui a à-la-fois la fièvre et la gale : on l'envoie d'abord aux fiévreux, parce qu'il est plus urgent de le traiter de la fièvre que de la gale. Est-il guéri de la fièvre, on l'évacue sur les galeux. Maintenant à qui appartiendra ce malade? au médecin qu'il quitte ou au médecin qui le reçoit? il appartient toujours au dernier, et rien qu'au dernier. Car enfin ce malade peut mourir entre ses mains, et il serait trop ridicule de voir le même homme parmi les sortans dans une division et parmi les morts dans une autre.

Pour éviter cette confusion, l'administration et le bon sens ont voulu que les évacués ne fussent comptés pour rien dans le service d'où ils sortent; mais dans celui où ils entrent ils ne sont pas distingués des malades qui viennent directement de la caserne. J'ai donc pu dire avec vérité que les évacués n'enflent ni ne diminuent le nécrologe d'aucun médecin; et M. Roche a pris une peine bien inutile en venant nous donner les noms des évacués de M. Broussais. Qui est-ce qui nie que M. Broussais ait des évacués? est-ce que ses collègues n'en ont pas, par hasard? Sous ce rapport encore, il y a donc parité, égalité, et égalité c'est justice. Si M. Roche ne comprend pas cela, je ne sais qu'y faire.

Mais quand même on accorderait à M. Broussais ce qu'on refuse à ses collègues; quand même on prendrait ses évacués pour des sortans, cela ferait peu de tort à notre thèse; et puisqu'il y tient tant, nous pouvons lui faire cette faveur. Supposons donc qu'au lieu de perdre un malade sur $8\frac{1}{2}$, en 1819, il n'en ait perdu qu'un sur 10; que pense-t-on d'un pareil résultat? ne renferme-t-il pas la critique la plus sanglante qu'on puisse faire des méthodes qui l'ont produit? En vain M. Roche appelle-t-il à son secours une épidémie de rougeole? Je n'irai pas jusqu'à dire avec Sydenham que la rougeole, quand elle est bien traitée, est absolument sans danger; mais je répète qu'en général elle n'est pas dangereuse. M. Roche en appelle aux praticiens de cette hérésie médicale. Ce n'est pas nous qui récuserons de tels juges; nous avons quelquefois cité les *physiologistes*, et M. Roche lui-même, à ce tribunal, et ses arrêts nous ont été trop favorables pour qu'il nous prenne envie de décliner sa compétence.

Faisons donc connaître à nos juges toutes les circonstances du procès. Si M. Broussais avait indiqué fidèlement sur les bulletins le nom des maladies et les causes de la mort, nous ne serions pas embarrassés pour indiquer la première apparition de la rougeole dans l'hôpital ; mais on lit partout *gastro-entérite*, comme si M. Broussais n'eût osé avouer les victimes de la rougeole. Cependant, à en juger par le nombre des morts, c'est dans les mois d'avril, de mai et de juin que cette maladie fit ses ravages : c'est en effet en avril que la mortalité augmenta sensiblement. De 11 qu'elle avait été en mars sur 125, elle fut portée en avril à 26 sur 154 ; en mai, à 27 sur 186 ; en juin, à 20 sur 142 ; elle tomba en juillet à 10 sur 141 ; après quoi M. Broussais se reposa jusqu'en décembre. Il est fort important de noter le commencement de l'épidémie, parce que M. Roche, ayant intérêt à en faire supporter toutes les conséquences par M. Broussais, met adroitement M. Pierre hors d'état de les partager, en lui donnant un service presque tout composé de prisonniers et de galeux ; mais il ne sait pas sans doute que Picpus, créé pour recevoir les galeux, leur ouvrit ses portes le 25 avril, et que, ce même jour, les galeux du Val-de-Grâce, au nombre de 49, prirent le chemin de leur nouvelle destination. En sorte que pendant plus de deux mois, sur trois que dura l'épidémie, il n'y eut pas un seul galeux dans le service de M. Pierre. Les rougeoles n'y furent donc pas aussi rares qu'on voudrait nous le faire croire ! Elles pénétrèrent jusque dans les départemens des blessés et des vénériens, et, pour le redire encore, elles n'y furent donc pas aussi meurtrières que dans le service de M. Broussais, ou, si on l'aime mieux, elles n'y firent pas, proposition gardée, autant de victimes. C'est cette vérité que M. Roche trouve digne de M. de la Palisse. Le mot est peut-être fort joli; mais acheter le plaisir de dire un bon mot aux dépens de la justice et de la raison, c'est le payer bien cher.

M. Roche saisit habilement cette occasion pour faire remarquer qu'on a compris dans le second tableau les officiers de santé chargés du service chirurgical, et ce procédé lui paraît d'autant plus répréhensible qu'il n'en comprend pas les motifs. Il faut donc les lui dire puisqu'il ne peut les deviner : c'est parce que, ayant démontré dans notre précédent article que lorsque M. Broussais a dit qu'il ne perdait qu'un malade sur 30, il avait confondu dans ses calculs tous les malades du Val-de-Grâce, sans distinction des maladies; c'est, dis-je, pour cette raison qu'il nous a paru intéressant et juste d'exposer au grand jour tous les services de l'hôpital, pour faire voir combien M. Broussais avait été généreux envers lui-même, et partant jusqu'à quel point il abuse de la crédulité du public.

Ce n'est pas la première fois que M. Roche nous prête ses idées. Pour avoir bon marché de nos objections, il les arrange lui-même à sa manière, bien sûr alors de les réfuter avec avantage; mais qui pourrait se laisser prendre à ce grossier artifice ? Tout ceux qui ont suivi cette discussion savent que nous ne comparons que les services qui sont comparables; et quoi qu'en dise M. Roche, il y en a au Val-de-Grâce. Celui de M. Pierre était, à la vérité, tout composé de galeux en 1816 et 1817; il n'en était pas non plus complètement exempt en 1819; mais en quoi, je le demande, la division de M. Vaidy différait-elle de la division de M. Broussais pendant quatre ans consécutifs? En ce que, dites-vous, il avait aussi des galeux? D'accord; mais M. Vaidy nous a dit lui-même qu'ils avaient, outre leur affection psorique, des maladies internes, tout comme ceux des autres salles; il nous a dit qu'il en résultait seulement pour lui plus de difficultés dans le traitement, et plus de chances de mortalité. Quant à M. Desgenettes, s'il est impossible d'établir le parallèle par années, qu'on l'établisse par mois : il a fait sa visite dans tous les temps, dans toutes les saisons, et souvent simutanément avec M. Broussais; qu'on prenne pour chacun la moyenne de la mortalité et qu'on dise de quel côté penche la balance.

M. Roche se récriera, je m'y attends, contre cette proposition ; car son système de défense ne lui permet pas de l'accepter. Chose remarquable ! M. Broussais a été le premier à provoquer des rapprochemens ; il n'a cessé de présenter sa pratique en témoignage de la solidité de ses principes, et maintenant, n'osant rentrer lui-même dans l'arène, il y lance un élève dont tous les efforts, tout les moyens tendent à éviter le combat. Telle est la mission de M. Roche ; il lui importe peu que la mortalité soit plus ou moins considérable dans les salles de M. Broussais ; ce n'est pas là ce qui l'inquiète, parce que ce n'est pas là qu'il place la victoire : elle est pour lui dans la retraite. Sa réponse n'est qu'une longue protestation contre toute espèce de parallèle entre la pratique de M. Broussais et celle des autres médecins. C'est en cachant les hauts faits du fondateur qu'on espère sauver la doctrine. Mais prend-on tant de soins d'éviter la concurrence lorsqu'on n'en craint pas les résultats ?

Cette réplique est terminée. J'avais à démontrer, premièrement, que M. Broussais perd plus d'un malade sur 30 ; en second lieu, qu'il perd plus de malade que ses collègues ; enfin, que les raisons par lesquelles on a voulu justifier ses revers sont, sinon complètement illusoires, du moins tout-à-fait insuffisantes. Les preuves de cette triple vérité sont dans l'article du mois de mars et dans celui-ci, et qu'on ergote tant qu'on voudra, je ne crains rien pour elles.

Passons à une autre question.

Il ne s'agit plus des succès ni des revers personnels de M. Broussais; il ne sagit plus de savoir si son service est analogue à celui de ses collègues ou s'il en est différent; il faut maintenant apprécier l'influence de la nouvelle doctrine sur la mortalité en général, et plus particulièrement sur celle du Val-de-Grâce.

Dans notre réplique à M. Broussais, insérée dans ce même journal, août 1824, nous empruntâmes à M. Castel un tableau nécrologique, qu'il avait lui-même tiré des *Recherches statistiques sur le département de la Seine*, publiées par les soins de l'administration. Ce tableau montre évidemment une gradation ascendante dans la mortalité de la ville de Paris, puisqu'elle n'était en 1816 que de 19,124, et qu'elle s'est élevée en 1822 à 23,282. C'est en présence de ces chiffres que M. Roche soutient qu'elle diminue d'une *manière très-marquée*. Il entend parler sans doute d'une diminution relative, qu'il croit pouvoir expliquer par l'accroissement de la population; mais il faudrait supposer, dit M. Castel, que Paris contenait en 1822 155,923 habitans de plus

qu'en 1816; supposition qui « n'est justifiée ni
» par la comparaison des tableaux de naissan-
» ces entre eux, ni par la comparaison des ta-
» bleaux des naissances avec les tableaux des dé-
» cès. Et cependant cette dernière comparaison
» est ici, plus que partout ailleurs, à l'avantage
» de l'opinion de l'accroissement annuel de la po-
» pulation; car une partie des enfans dont la nais-
» sance est enregistrée dans les municipalités
» de Paris meurt chez des nourrices dans les
» départemens autres que celui de la Seine.

A quoi donc faut-il rapporter cet accroissement dans le nombre des décès? M. Castel ne
pense pas que la nouvelle doctrine y soit entièrement étrangère, et cela ne paraît pas si dérai-
sonnable à qui connaît l'engouement qu'elle
excita d'abord. Néanmoins j'ai cru qu'il était
superflu de revenir sur un point de discussion
qui ne fait rien à l'objet principal de ces débats,
qu'on ne cherche qu'à embrouiller.

Dans tous les cas, il n'y a pas de contradiction
à dire que la mortalité a augmenté à Paris de
1816 à 1822, et qu'elle va diminuant en France.
Les causes de cette diminution sont les mêmes
que celles qui, au rapport de M. Ch. Dupin, ont
ajouté en vingt ans 4 millions d'âmes à la population; les mêmes qui, depuis moins d'un demi-
siècle, ont prolongé la vie moyenne dans une

proportion à peine croyable ; les mêmes, enfin, qui de 1781 à 1820 ont réduit la mortalité, de un sur 30 qu'elle était, à un sur 40 environ. Mais enfin, dira-t-on, quelles sont ces causes ? Ce sont les commodités de l'aisance, heureux effets des progrès de la civilisation, à quoi M. Villermé ajoute, au grand étonnement du défenseur de M. Broussais, le *passage de la guerre à la paix*. Si on disait à M. Roche qu'en multipliant les impôts, la guerre diminue l'aisance ; qu'en compromettant les intérêts matériels, en troublant toutes les affections, elle porte partout le désordre et l'inquiétude, il ne comprendrait rien à tout cela. Il entendra mieux peut-être le langage des chiffres. Qu'on compare la mortalité de Paris en 1814, 1815, 1816, et on se convaincra qu'elle s'est élevée la première de ces années à 33,164 ; la seconde elle est descendue à 20,429 ; la troisième à 19,124. Qu'on retranche du nécrologe de 1814 la part des circonstances politiques : cela est facile en prenant la moyenne de la mortalité des hôpitaux militaires en temps ordinaire, et en négligeant le reste. Qu'on fasse, dis-je, cette soustraction, et qu'on voie si l'année dont nous parlons ne reste pas encore chargée d'un surcroît considérable de décès. Or, d'où cela peut-il dépendre, si ce n'est de l'influence de la guerre sur la vie des citoyens ? Telle est, reste l'opinion de tous ceux que se sont occupés de statistique.

Mais l'influence de la guerre est bien plus sensible parmi les soldats ; tout le monde en convient. M. Roche lui-même, honteux de son oubli ou de son ignorance, nous prie maintenant de croire qu'il n'avait attendu ni la leçon de M. Miquel ni la nôtre, pour s'apercevoir qu'on ne peut comparer, sous le point de vue qui nous occupe, les années de guerre avec les années de paix, et cependant il ne les en a pas moins comparées. Pourquoi donc n'a-t-il pas fait à M. Miquel l'aveu qu'il nous a fait à nous-mêmes? pourquoi la vérité, qui était depuis si long-tems dans son esprit, est-elle venue se placer si tard sous sa plume? Mais aujourd'hui même il n'admet le principe que pour en méconnaître les conséquences. Il consent pourtant à mettre de côté 1810, 11, 12, 13 et 14, qui comprennent les désastres de Moscou, la dernière campagne d'Allemagne et celle de France ; et si pendant ce temps la mortalité a augmenté au Val-de-Grâce, il veut bien en accuser nos revers, parmi lesquels il n'oublie que l'absence de la nouvelle doctrine; mais il est homme à soutenir que de 1800 à 1809, l'aspect du Val-de-Grâce était le même que celui qu'il a présenté de 1851 à 1827. Et comme la

France a été presque toujours en guerre dans la première de ces périodes, et qu'au contraire elle a été presque toujours en paix durant la seconde, il s'ensuit que M. Roche retombe encore dans la même faute. En vain espère-t-il échapper à la contradiction en montrant nos armées toujours loin du territoire français ; il n'en est pas moins vrai que le Val-de-Grâce n'était composé que d'hommes atteints de maladies chroniques qu'on évacuait du théâtre de la guerre jusques dans l'intérieur de la France ; de conscrits enlevés sans pitié à leur famille, et des militaires de la garnison de Paris, laquelle, je le répète, était toute formée de vétérans usés par les fatigues de la guerre. Puis, croit-on que le moral du soldat soit le même pendant la guerre et pendant la paix ? La différence est au contraire très-grande, et il y paraît bien aux tables nécrologiques.

Telles sont, selon nous, les principales, les véritables causes de la réduction du nombre des décès parmi les citoyens et parmi les soldats. Il me paraît très-difficile d'indiquer, même approximativement, la part de la médecine à cet heureux résultat ; mais, dussé-je attirer sur ma tête l'anathème de toute la secte *physiologique,* je dirai qu'elle me paraît très-petite, à moins qu'on ne rapporte à la médecine les nombreuses améliorations indiquées par l'hygiène. Du reste, j'aime trop mon art pour en renier les bienfaits; je ne renie que ceux de l'esprit de système. Et comment pourrait-on faire autrement, quand on contemple ses résultats, quand on voit le nécrologe de chaque médecin se charger en proportion de l'exactitude avec laquelle il en suit les principes ? Rien de plus instructif à cet égard que le mouvement du Val-de-Grâce. M. Broussais prend-il son service, la mortalité augmente; vient-il à le quitter, elle diminue sous son successeur ; le reprend-il, elle augmente encore. Il est certainement le seul de tous les médecins militaires qui perde, terme moyen, un malade, sur $12 \frac{1}{4}$. Je tiens de ses collègues, MM. Damiron et Coutanceau, qu'ils n'en perdent qu'un sur 18 ou 19. A l'hôpital de la Garde royale, et il ne faut pas croire que les hommes de la Garde soient ; comme ils l'étaient autrefois, plus forts que ceux de la ligne, M. Gasc, l'un des médecins de cet hôpital, m'a dit qu'en mettant la mortalité de son service à 17 ou 18, il la mettait plutôt au-dessus qu'au dessous de ce qu'elle est; encore est-il juste de faire observer qu'étant le seul qui parle facilement l'allemand, il reçoit la plus grande partie des Suisses, dont les maladies ont, en général, un caractère particulier de gravité, à cause de la nostalgie qui vient souvent les compliquer. Son collègue, M. Cornac, est en effet un peu plus heureux : il a eu la bonté de me communiquer un tableau détaillé de son service pendant plus de sept ans, c'est-à-dire depuis le 1ᵉʳ. janvier 1820 jusqu'au mois de mai 1827. Le nombre total des malades étant de 8,427, et celui des morts de 442, le rapport est 1 sur $19\frac{}{6}$.

Grâce à l'obligeance de M. Villermé, j'ai pu consulter la statistique des hôpitaux de Metz et de Strasbourg. Malheureusement tous les genres de maladies y sont confondus ; en sorte qu'il est impossible d'estimer la mortalité des différens services. Mais on voit clairement l'immense influence de la guerre sur les maladies et sur l'existence du soldat. Ainsi, à l'hôpital militaire de Metz, la mortalité a subi des variations remarquables : de 1 sur 34 qu'elle était depuis 1762 à 1771 ; de 1 sur 33 depuis 1772 jusqu'à 1776 ; de 1 sur 27 depuis 1777 jusqu'à 1778, elle s'est élevée jusqu'à 1 sur 16, de 1789 à 1791, et jusqu'à 1 sur 12 de 1792 à l'an 3, pour redescendre encore, avec le retour de la paix et l'éloignement des armées, jusqu'à 1 sur $52\frac{2}{8}$; et cependant les maladies légères étaient traitées dans les corps.

M. Roche peut voir par là que long-temps

avant que le nom de son maître ne fût connu, on avait obtenu à l'hôpital de Metz des résultats dont le Val-de-Grâce est encore loin. Il y reviendra peut-être un jour. Quelque aveugle que soit l'esprit de système, il faut bien qu'il finisse par se rendre quand tout le monde l'abandonne : son règne le plus long est encore de courte durée. M. Broussais ne luttera pas toujours avec avantage contre les bienfaits du retour de la paix et contre les progrés de l'industrie et de l'hygiène. Si les lumières de la raison ne peuvent dissiper le nuage qui couvre ses yeux, les malheurs de sa pratique le ramèneront à des idées plus justes et plus raisonnables. Il ne sera pas dit qu'avec les mêmes élémens de succès, il ait perdu pendant dix ans plus de malades que ses collègues, sans faire un retour sur lui-même et sans tirer de ses revers une utile leçon.

Effrayé de la publicité donnée à ce fait, dont j'ai tenu les preuves en main, M. Roche cherche à en prévenir les conséquences en inscrivant, de son autorité privée, tous les médecins du Val-de-Grâce parmi les disciples de M. Broussais. C'est sans doute une manière fort adroite de leur ôter le mérite de leurs succès, pour en faire honneur au maître qu'on leur donne ; mais je doute qu'ils souscrivent à ce jugement. Demandez à MM. Damiron, Pierre et Coutanceau s'ils partagent toutes les opinions de M. Broussais, et s'ils adoptent sans restriction sa pratique, et vous verrez ce qu'ils vous répondront.

MM. Pierre et Damiron n'ayant fait connaître leur doctrine ni dans des écrits ni dans des cours, M. Roche leur prête généreusement ses opinions et son fanatisme. Il n'est pas tout-à-fait aussi à l'aise avec M. Coutanceau : celui ci a fait, de concert avec M. Rayer, dans le *Dictionnaire de Médecine*, l'article *fièvre*, trop fortement empreint, j'en conviens, des couleurs *physiologiques ;* mais la nouvelle doctrine n'est pas de ces systèmes dont toutes les parties sont si bien liées qu'on ne puisse en adopter toutes les autres. Aussi M. Coutanceau a-t-il oublié la manière dont il avait traité les fièvres quand il a parlé de l'*irritation*. C'était pourtant bien le cas de se montrer partisan de l'école du Val-de-Grâce, s'il l'était réellement. Au lieu de cela, il en combat les principes; il fait voir que si l'irritation commence beaucoup de maladies, elle se dévie bientôt dans sa marche pour aboutir à des résultats entièrement différens, suivant les causes morbifiques, les prédispositions individuelles et mille autres circonstances : tantôt elle mène au cancer, tantôt aux dartres, aux tubercules, à la goutte, etc. M. Coutanceau a donc soigneusement distingué l'irritation d'avec ses effets, et c'est pour n'avoir pas voulu faire cette distinction capitale, qu'il accuse « l'école *phy-« siologique* d'avoir confondu sous une même « dénomination la plupart des maladies, et par « conséquent des phénomenes très-divers. » De la pathologie, la confusion est passée dans la thérapeutique. La nouvelle doctrine ne connaît que l'eau de gomme et les sangsues. Reproche ridicule, s'écrie M. Roche! qu'il nous dise donc quels sont, hors la saignée et l'eau chaude, les moyens qu'elle a conservés. Naguère elle prescrivait encore le mercure ; elle y a renoncé depuis qu'elle a découvert que le virus syphilitique n'est qu'une chimère. Elle ne donne le quinquina qu'à regret et dans quelques cas très-rares, encore en fait-elle un révulsif, plutôt que de lui reconnaître une propriété spécifique : et en cela elle est conséquente ; ne voyant rien de spécifique dans les maladies, elle ne peut admettre rien de pareil dans les médicamens ; de même que ramenant toutes les maladies à l'irritation, elle a dû réduire toute sa thérapeutique aux antiphlogistiques. Oui, telle est la position de la nouvelle doctrine qu'elle ne peut sortir des antiphlogistiques sans violer ses principes et sans tomber dans une inconséquence palpable. C'est ce que savent bien ses partisans auxquels le fanatisme laisse encore un peu d'indépendance dans les idées. Que n'ont-ils pas fait pour échapper à cette juste critique! ils ont transformé en révulsif tout ce qui n'est pas manifestement délayant. Mais ils ont beau faire, ils ne concilieront jamais leurs principes avec une pratique sage, avouée de l'expérience et de la raison.

Pour faire mieux sentir les dangers d'une fausse doctrine, j'ai comparé la pratique de deux médecins placés dans des circonstances très-différentes, et, voyant à peu près la même mortalité des deux côtés, j'ai conclu de l'identité des résultats à la différence des méthodes. C'est dans ce but que j'ai opposé M. Cross en 1814 à M. Broussais en 1815. Mais M. Roche, qui, comme on sait, n'aime pas les comparaisons, me fait observer, avec sa politesse ordinaire, que je n'ai pas parlé de la bataille de Waterloo: cette fois du moins il a raison. Je lui ferai cependant observer à mon tour que je n'écrivais pas l'histoire; j'examinais simplement la pratique d'un médecin. Or, je ne crois pas que la campagne de 1815 ait eu une grande influence sur le Val-de-Grâce. Si l'on compare en effet le nombre des malades de cette année avec celui des années suivantes, on verra que la différence est peu considérable, excepté parmi les blessés, mais elle est presque nulle aux fiévreux, et ce sont les fiévreux dont nous nous occupons ici. Néanmoins j'ai eu tort de rappeler 1815, plus tort encore de parler de nouvelles recrues : je ne sais pas dissimuler la vérité, lors même qu'elle est contre moi. Je me reproche d'autant plus ma faute qu'il m'eût été très-facile de l'éviter, sans rien ôter à la force de ma comparaison ; il ne fallait qu'en reculer le second terme jusqu'en 1819. Alors j'aurais pu dire avec toute justice que, tandis que M. Cross, au milieu des événemens les plus funestes, ne perdait qu'un malade sur $7\frac{3}{2}$, M. Broussais en perdait un sur $8\frac{1}{2}$, lorsque tout était rentré dans l'ordre, et que les rigueurs de la guerre avaient fait place aux douceurs de la paix. Ainsi, je me serais épargné l'apostrophe de M. Roche, et je n'en aurais pas moins démontré les funestes conséquences de l'esprit de système.

Nous touchons à la fin de ces débats : nous n'avons rien à ajouter sur un sujet qui nous paraît entièrement épuisé ; nous quittons donc la plume avec la ferme résolution de ne pas la reprendre. D'une part, nous ne saurions nous persuader qu'il soit absolument nécessaire de parler les derniers pour avoir raison ; et de l'autre, nous en avons trop dit pour les personnes sensées et équitables ; nous n'en dirions jamais assez pour les esprits que la passion domine et qui, pour règle de leur conduite, prennent moins les conseils de la raison que les illusions de leurs préjugés (1).

J.-B. Bousquet.

(1) Ce qu'on vient de lire était écrit et imprimé lorsque j'ai pu lire le *Compte rendu de la clinique de* M. Victor Broussais, *médecin en chef de l'hôpital militaire d'Instruction de Paris, pendant le premier semestre de l'année scolaire* 1826, par M. Casimir Broussais. Peu satisfait du plaidoyer de M. Roche, M. Broussais appelle un autre défenseur ; c'est son propre fils, son fils qui, dans l'enthousiasme de la gloire qui doit en rejaillir sur son nom, rapporte sans façon au chef de la famille les bienfaits les plus précieux de la paix et de la civilisation, et compare les hôpitaux militaires avec les hôpitaux civils. Laissons de côté toutes ces comparaisons qui seraient révoltantes d'iniquité si elles étaient moins absurdes, et revenons à la clinique du Val-de-Grâce.

Autant il est facile de s'accorder quand on dit la vérité, autant, lorsqu'on s'en éloigne, il est difficile de se rencontrer.

M. Casimir Broussais évalue la mortalité du service de son père à 1 sur $21\frac{9}{10}$ en temps d'épidémie ; et M. Roche convient qu'elle s'est élevée à 1 sur $8\frac{1}{2}$ en 1819, pendant une épidémie de rougeoles.

M. Broussais fils estime que, hors les temps d'épidémie, M. Broussais son père perd un malade sur 35, et M. Roche s'écrie : « Oui, M. Broussais perd plus d'un malade sur « 30, et s'il s'avise jamais de se vanter du contraire, le « voilà réfuté d'avance. »

Mais je crois connaître le mot de la nouvelle énigme qu'on propose à notre sagacité. Au commencement de

DERNIÈRE RÉPLIQUE A M. BOUSQUET.

Depuis le commencement de cette discussion, M. Bousquet lance si souvent contre moi le reproche de mauvais ton et de mauvais goût, il le reproduit sous tant de formes, il laisse percer tant de dépit en le répétant, qu'il est facile de

cette année, vers les mois de février et de mars, il y a eu beaucoup de malades au Val-de-Grâce. Transporté des succès dont il était le témoin, M. Casimir Broussais dit à un médecin de l'hôpital, que son père, Victor Broussais, n'avait perdu qu'un malade sur 35; ce qui surprit d'autant plus ce médecin, que lui et ses collègues en avaient perdu environ 1 sur 15.

Curieux de vérifier le propos de M. Broussais fils, le médecin dont nous parlons voulut remonter aux sources, et il apprit qu'on avait fait un faux calcul. L'erreur venait de ce que l'on avait considéré tous les malades en traitement, comme guéris.

On disait : Il est entré, je suppose, dans un espace de temps déterminé, 210 malades; 6 sont morts : or, 210 divisés par 6 donnent 35 au quotient; d'où l'on concluait qu'on n'avait perdu qu'un malade sur 35. Mais on ne pensait pas que sur les 204 malades vivans, la plupart étaient étendus dans leurs lits; que plusieurs étaient peut-être mortellement atteints, à la veille d'expirer; et il faut bien qu'il en fût ainsi, puisque, mettant les malades en traitement hors de cause, et cela est de rigueur, il s'est trouvé que M. Broussais avait perdu non pas 1 malade sur 35, mais 1 sur 10.

voir que se sentant battu sur le fond, il cherche à faire croire qu'il l'emporte sur la forme. Il n'y a pas moins de ridicule dans le reproche que dans la prétention de cet aimable confrère. Aussi craindrais-je d'insulter au bon sens du lecteur, si je m'arrêtais à démontrer que les fâcheuses vérités que j'ai été dans la nécessité de faire entendre à mon adversaire ont toujours découlé comme conséquences du simple récit de ses actes; tandis qu'au contraire il n'a jamais su que me débiter en l'air de plates impertinences; cette double particularité n'a pu échapper à personne.

Mais je dois signaler une tactique moins maladroite, et de nature par conséquent à faire quelques dupes. Voulant se donner à peu de frais une apparence de générosité, M. Bousquet se vante d'avoir sollicité lui-même l'insertion de ma *réponse* dans la *Revue médicale*. Or, il faut que l'on sache que le jour même où mon manuscrit fut remis à M. Dupau, rédacteur principal de ce journal, ce médecin m'écrivit : « Je
» viens de recevoir à l'instant même votre ré-
» ponse à l'article de M. Bousquet, inséré dans
» l'un des derniers cahiers de la *Revue*, et je
» m'empresse de vous annoncer qu'elle paraîtra
» dans le numéro de juin, ainsi que vous le
» désirez. J'ai envoyé immédiatement votre co-

» pie à l'impression; vous recevrez incessam-
» ment les épreuves; veuillez, je vous prie, ne
» mettre aucun retard dans les corrections, etc.»
Trois jours après je reçus les épreuves. D'où il
suit, que l'insertion de mon article avait été dé-
cidée, et qu'il était même imprimé avant que
M. Bousquet le connût. On m'objectera sans
doute, que M. Dupau vient de confirmer le dire
de M. Bousquet, dans une note placée au bas
de la première page de ma *réponse* (1); mais
j'ai la conviction que cette note n'est pas de lui:
on ne se donne pas à soi-même un pareil démenti. Le ton injurieux de sa rédaction en dé-
cèle assez le véritable auteur; c'est M. Bousquet lui-même. N'avait-il pas d'ailleurs un double intérêt à la fabriquer; d'une part, celui de
pouvoir y afficher les dehors de la justice; et de
l'autre, celui non moins puissant de jeter dans
l'esprit des lecteurs des impressions défavorables
qui ne leur permissent plus de me lire sans prévention; or c'est un axiôme de droit : *Is fecit
cui prodest.*

(1) Quand j'ai reçu les épreuves de mon article, on n'y
avait encore ajouté aucune note; ce n'est que plus tard
qu'on y a glissé celle dont je parle. Je ne la reproduis
pas ici, parce qu'on n'y verrait qu'une répétition des
invectives qui servent d'exorde à la dernière réplique de
mon adversaire.

C'est au reste, il faut en convenir, un singulier homme que ce M. Bousquet : il fabrique charitablement une accusation contre un de ses confrères, et, parce qu'on se permet de lui dire qu'il a fait là une vilaine action, il se fâche et se met sérieusement en colère ; pour soutenir l'échaffaudage de faits mensongers qu'il s'est donné tant de peine à élever et qu'il a le chagrin de voir s'écrouler de toutes parts, il appelle à son aide toutes les ressources de la chicane et du sophisme, et, parce qu'on a l'audace de hausser les épaules en lui démontrant que ses raisonnemens sont pitoyables et ses efforts impuissans, il trépigne et regimbe avec fureur ; enfin, trahi de toutes parts, mais ne voulant pas, par amour propre, renoncer à la lutte, il emprunte le secours de l'erreur et de l'invention, et, parce qu'on est assez téméraire pour signaler cette nouvelle tactique. e voilà qui se câbre et fait feu des quatre pieds. En vérité, c'est un singulier homme que M. Bousquet.

Et sur qui fait-il tomber le poids du grand courroux que lui cause son désappointement? Je l'ai déjà dit ; sur moi, pauvre diable, qui n'en peux mais ; sur moi, qui n'ai d'autres torts en toute cette affaire, que d'avoir pris contre lui la défense de ce qui m'a semblé la vérité, d'avoir versé un peu de ridicule, un peu d'indignation, sur une attaque que ses propres amis ont déclarée scandaleuse, et d'avoir, en bon confrère, essayé de le guérir de la manie d'accuser qui le tourmente, sans y réussir, il est vrai, tant il est incurable. Et pour reconnaître la générosité de cette dernière intention, voyez comme il me traite, le méchant qu'il est. *Jamais*, commence-t-il par dire, *je n'ai poussé aussi loin l'oubli des bienséances*, et la réponse que je lui ai faite est *une diatribe dont rien n'égale le mauvais ton, si ce n'est peut-être le mauvais goût.* Ah! M. Bousquet, M. Bousquet, puis-je vous paraître poli quand c'est vous que je combats, et quand surtout vous m'avez mis dans la position de n'avoir que des faussetés à réfuter? Vous vous constituez juge dans votre propre cause. Si je m'avisais de dire que vous vous êtes montré insolent à mon égard dans tout le cours de cette discussion, vous en appelleriez au jugement du public; permettez-moi donc d'en agir de même. *S'il était en mon pouvoir d'observer les plus simples convenances*, dit-il encore, *je ne me serais fait ni l'apôtre de la nouvelle doctrine, ni le champion de son fondateur.* Comme il est aimable ce bon M. Bousquet, et comme il raisonne bien surtout! J'ai d'autres opinions médicales que les siennes; donc je suis un homme sans éducation. En vérité, c'est tout-à-fait la logique de cet excellent Cottin, dont Boileau disait :

> Qui n'aime pas Cottin n'estime pas son roi,
> Et n'a, selon Cottin, ni Dieu, ni foi, ni loi.

Enfin, il termine cette première série d'injures de bon ton, car M. Bousquet, ainsi qu'on a déjà dû le remarquer, est toujours d'une exquise urbanité,

> Et jusqu'à : Je vous hais, *il dit tout poliment*,

il termine, dis-je, par prétendre que je l'ai diffamé. Oh! pour le coup, M. Bousquet prend ses lecteurs pour des imbécilles. Dans toute cette discussion, son rôle est d'accuser et d'accuser encore; le mien se borne à le démentir et à le démentir sans cesse, et, parce que j'y réussis sans doute trop bien au gré de ses espérances, il ose dire que je le diffame. Est-ce donc ma faute, à moi, si la vérité l'accuse? Au privilége de lancer de fausses imputations contre ses confrères, il voudrait donc joindre celui de l'impunité. Le métier serait en effet plus commode ; mais, bon gré, malgré, il faut bien qu'avec les profits il se résigne à en accepter les inconvéniens.

Quel moment surtout M. Bousquet a-t-il choisi pour m'accabler de ses remontrances? Le moment où j'allais peut-être m'amender ; le moment où je m'appliquais déjà à me corriger de tous les défauts qu'il me reproche; le moment enfin, où voulant mettre à profit les leçons de bon goût et d'urbanité qu'il a l'extrême bonté de me donner depuis le commencement de ces débats, j'allais emprunter à son vocabulaire les expressions de *fanatique, d'ambition, d'orgueil, de vues intéressées, d'indécence, de violence*, et cent autres de la même espèce, et fondre tout cela dans une jolie petite réplique, bien bénigne, bien polie et bien élégante, en un mot, telle qu'il sait si bien les faire. Et c'est quand je suis dans de pareilles dispositions qu'il s'avise de me rudoyer! Comment veut-il après cela que je me décide à le charger de *refaire mon éducation?* A part ma répugnance bien naturelle à faire le sacrifice du peu de connaissances que je possède en médecine et dans quelques autres sciences, pour les remplacer par celles d'insipide écrivain qu'il aurait à m'offrir en échange, je ne puis vouloir d'un maître qui ne pratique pas les leçons qu'il enseigne. Je lui conseille donc, en ami charitable, de quitter ses airs tant soit peu ridicules de pédagogue, qui ne lui siéent pas, comme je renonce à me mettre jamais sous son inhabile férule.

Je n'ai plus qu'un mot à dire à M. Bousquet avant de reprendre notre discussion. Jamais je n'ai été ni ne serai, j'espère, le complaisant de qui que ce soit; on ne m'a pas encore vu m'accrocher au char de l'homme en faveur pour arriver quelque part à sa remorque; je n'ai épousé jusqu'à ce jour les intérêts d'aucun individu ni d'aucune coterie, et ma plume est vierge encore de toute servitude. Que celui qui croit pouvoir me démentir se lève et prenne la parole..... Je souhaite que M. Bousquet puisse en dire autant que moi, sans regarder autour de lui s'il n'est écouté de personne. Cependant, il a osé avancer que dans toute cette discussion, je n'étais que l'instrument de M. Broussais, son élève complaisant, son champion, et que ce médecin, *n'osant* rentrer dans l'arène (contre M. Bousquet! quelle fatuité!), m'y avait lancé pour le défendre. Être accusé de servilité par M. Bousquet!..... Dût-il se plaindre encore plus fort de la rudesse de ma franchise, je ne puis me dispenser de lui répondre, que c'est encore là une de ces calomnies, que la force de l'habitude lui fait inventer sans relâche.

Abordons enfin la discussion.

M. Bousquet est tellement accoutumé à se jouer de la crédulité de ses lecteurs, qu'il commence par leur dire très-sérieusement, avec l'espérance sans doute de le faire croire, que j'abandonne la partie. Les témoins attentifs de ces débats ont dû sourire à cette forfanterie, mais en même temps ils ont dû se demander quel en pouvait être le but, et quelle arrière pensée se trouvait cachée sous ce langage si contraire à la vérité. Cela n'est pas difficile à deviner. Connaissant la difficulté que l'on éprouve en général à suivre les discussions de chiffres, M. Bousquet a pensé que les détails de la nôtre avaient dû souvent échapper aux lecteurs, et qu'il lui suffisait par conséquent de dire avec beaucoup d'assurance que je renonçais au combat, pour que tout aussitôt chacun le crût. Et ce qui prouve bien que telle est son intention, c'est le soin qu'il met aujourd'hui à embrouiller les faits ; sa réplique semble n'avoir été faite que dans ce but. Mais j'espère déjouer son dessein, et, laissant de côté toutes les chicanes de mots dont il a tourmenté ses périodes, omettant même de réfuter ses nouvelles erreurs, afin de ne pas distraire l'attention des faits principaux, je vais présenter un résumé de la discussion, assez clair, je pense, pour que tout le monde puisse bien le saisir.

Deux choses sont à examiner : les motifs de l'accusation, et l'accusation elle-même.

C'est, nous a dit M. Bousquet, parce que M. Broussais s'est vanté de ne perdre qu'un malade sur trente, et qu'il a accusé les médecins qui ne suivent pas sa doctrine d'en perdre un sur cinq, que, nouveau redresseur de torts, il a cru devoir publier le tableau de la mortalité du Val-de-Grâce qui dément ses assertions. (1)

J'ai dit d'abord que M. Broussais ne s'était jamais vanté de ne perdre qu'un malade sur trente (2); M. Bousquet a soutenu le contraire (3) en témoignant un grand étonnement de ce que j'osais prétendre; mais je lui ai administré la preuve de mon assertion en rapportant le texte même de l'écrit dans lequel il avait cru lire la phrase qui avait enflammé sa bile (4); alors il a bien fallu se rendre, et M. Bousquet avoue aujourd'hui, de mauvaise grâce à la vérité, mais enfin il avoue qu'il s'est mépris sur le sens des paroles de M. Broussais (5).

Mais si M. Broussais a voulu parler d'un hôpital en masse, nous dit-il alors, il a avancé un fait faux, et, de plus, calomnieux; car il n'est point d'hôpital militaire où fiévreux, blessés, galeux et vénériens réunis, donnent une mortalité d'un sur cinq.

Voici ma réponse. En 1814, 13,245 malades

(1) *Revue médicale*, tome III; *Réponse de M. Miquel*, page 109 de cette brochure; *Réponse de M. Bousquet*, page 131 idem.

(2) Page 129. — (3) Page 148. — (4) Page 171. — (5) Page 215.

sont sortis guéris du Val-de-Grâce; il en est mort 2,345 ; donc la mortalité a été de un sur cinq et demi.

M. Bousquet ne manquera de m'objecter, que l'année 1814 a été désastreuse sous tous les rapports et doit être mise hors de ligne. Je pourrais lui répondre qu'il a prétendu que *jamais, dans aucun hôpital,* on n'eut à regretter un malade sur cinq, *pas même dans les tems d'épidémie* (1), et que par conséquent il s'est interdit la ressource de pouvoir invoquer aucune exception. Mais j'aime mieux lui opposer encore des chiffres. En 1807, il est sorti 3,919 malades du Val-de-Grâce, et il en est mort 696 ; donc la mortalité a été d'un sur cinq deux tiers. Et il n'y a pas eu d'épidémie dans cet hôpital en 1807; bien loin de là, excepté en 1800 et en 1823, on n'y a jamais vu aussi peu de malades depuis le commencement du siècle.

Ainsi donc, les motifs de l'accusation portée par M. Bousquet sont *faux,* et il lui reste à se justifier de l'avoir intentée.

Passons à l'accusation elle-même, et voyons d'abord l'unique pièce sur laquelle elle repose.

Cette pièce consiste, comme chacun sait, en un tableau comparatif de la mortalité du Val-de-

---

(1) *Revue médicale*, avril 1827.

Grâce, pendant les années 1815, 1816, 1817, 1818 et 1819, publié en 1824 par M. Bousquet. Or, j'ai prouvé que sur vingt nombres, ce tableau renfermait dix-sept erreurs, et M. Bousquet les a toutes avouées (1). Donc, M. Bousquet, de son propre aveu, avait accusé sur une pièce *fausse*. Je ne me rappelle plus comment cela s'appelle, mais il lui reste encore à s'en justifier.

Mais le tableau rectifié prouve encore, selon M. Bousquet, que M. Broussais perd plus de malades que ses collègues. Cela serait vrai, si les services des médecins du Val-de-Grâce étaient comparables; cela est *faux*, s'ils ne se ressemblent en rien.

Or, M. Desgenettes n'a fait que dix mois de service dans les cinq années sur lesquelles porte le tableau ; M. Broussais a fait au contraire quatre ans et quatre mois de service dans le même espace de tems, et M. Bousquet avoue ce double fait (2). Donc, d'après M. Bousquet lui-même, pour tout homme sensé qui connaît l'influence qu'exercent les saisons sur la mortalité, ces deux services ne sont pas comparables.

Il est vrai que M. Bousquet nous propose très-sérieusement aujourd'hui de comparer ces deux

(2) Page 218. — (2) Page 148.

services mois par mois. Et sur quoi se fonde-t-il pour motiver cette singulière proposition? sur ce que M. Desgenettes a fait sa visite *dans tous les tems, dans toutes les saisons, et souvent simultanément avec M. Broussais.* Mais jusqu'à ce que M. Bousquet nous ait trouvé quatre saisons en dix mois, il nous permettra de regarder son assertion comme absurde, et sa proposition comme ridicule.

M. Vaidy n'a fait qu'un mois de service en 1819, et M. Broussais a fait le sien pendant huit mois. M. Bousquet convient encore de tout cela (1). Donc, par les raisons déjà déduites, ces deux services ne sont pas comparables pour l'année 1819.

Enfin, M. Pierre n'a fait que six mois de service en 1815, tandis que M. Broussais a fait le sien toute l'année; ce sont des faits que M. Bousquet reconnaît (2); les services de ces deux médecins ne peuvent donc pas être comparés pour l'année 1815.

Conséquence générale : le service de M. Desgenettes n'a pas été un seul instant comparable à celui de M. Broussais pendant les cinq années sur lesquelles porte l'accusation; celui de M. Vaidy ne l'était pas davantage en 1819, ni celui de M. Pierre en 1815.

(1) Page 148. — (2) Page 143.

Continuons :

M. Broussais n'a jamais eu que des fiévreux à traiter : M. Pierre, au contraire, avait, en 1816 et 1817, un service entièrement composé de galeux, et, en 1818 et 1819, un assez grand nombre de galeux encore dans ses salles. M. Bousquet avoue ces faits (1). Or, comme nous avons vu précédemment que M. Pierre n'avait fait que six mois de service en 1815, il en résulte, que pendant aucune des cinq années comprises dans le tableau de mortalité, son service ne peut être mis en parallèle avec celui de M. Broussais.

M. Vaidy avait un service composé en partie de galeux et de prisonniers, ai-je dit, pendant les années 1816 et 1818 ; loin de contester ce fait, ce médecin le confirme lui-même aujourd'hui pour *toutes les années*, et c'est d'après sa demande, nous apprend-il, que lui fut confiée une salle de galeux-fiévreux (2). Mais, ajoute cet estimable confrère et répète en fidèle écho M. Bousquet, ces galeux avaient en même tems la fièvre ; ils n'en étaient que plus malades, et il en résultait peut-être pour le médecin traitant des chances un peu plus grandes de mortalité.

A cela je réponds, que les galeux reçus dans les salles de M. Broussais avaient aussi la fièvre,

(1) Page 222. — (2) Page 223.

autrement ils n'y auraient pas été envoyés ; c'est à M. Pierre qu'on les eût adressés. Il y a donc parité sous ce rapport, et non pas désavantage pour M. Vaidy. Au contraire, il ne tardait pas à en résulter un désavantage réel pour M. Broussais, et la preuve en est facile à donner. M. Broussais évacuait ses galeux quand ils étaient guéris de la fièvre ; M. Vaidy, au contraire, gardait les siens pour faire des expériences sur le traitement de la gale, ainsi qu'il nous l'a dit lui-même (1). Qu'en résultait-il ? Une erreur capitale dans le calcul de la mortalité de M. Broussais. En effet, pour rendre la chose bien claire, supposons que M. Broussais et M. Vaidy ont chacun vingt malades dont dix atteints de la gale en même temps que de la fièvre ; M. Broussais, après avoir débarrassé ses dix galeux de la fièvre, les évacuera sur un autre service ; M. Vaidy au contraire conservera tous ses malades indistinctement jusqu'à complète guérison. Qu'il meure deux hommes dans chaque service, comme M. Broussais n'aura que huit sortans, on fera ce calcul, car M. Bousquet reconnaît enfin que les évacués ne sont comptés pour rien dans le service d'où ils sortent (2), on fera, dis-je, ce calcul ; deux morts sur huit sortans ; donc la

(1) Page 223. — (2) Page 322.

mortalité est de un sur quatre; M. Vaidy au contraire qui a gardé tous ses malades, aura dix-huit sortans pour deux morts; et l'on en concluera avec raison que sa mortalité est de 1 sur 9. Ainsi, avec les mêmes malades, le même nombre de guérisons et le même nombre de morts, la mortalité de M. Broussais paraîtra plus que double de celle de M Vaidy.

Quant aux prisonniers du service de M. Vaidy, pour prouver qu'ils étaient peu malades, j'ai rapporté qu'ils mangeaient les trois-quarts de portion. M. Bousquet a prétendu d'abord qu'en leur accordant ainsi généreusement cette quantité d'alimens, je me permettais une insinuation coupable ayant pour but de tromper sur la gravité de leur position (1). Mais, le cahier de visite de M. Vaidy à la main, je lui ai fait voir que je n'avançais rien que de vrai. Il lui a donc fallu changer l'attaque, et aujourd'hui il nous dit que peu lui importe ce que mangent ces hommes, mais que ce qu'il y a de certain, c'est que la mortalité est plus considérable parmi eux que parmi les autres malades. Mais notre cher confrère déplace la question; il ne s'agit pas de la mortalité des prisonniers d'aujourd'hui, mais de la mortalite de ceux qui étaient confiés aux soins

---

(1) Pages 152 et 153.

de M. Vaidy ; or, ceux-là mangeaient les trois-quarts, ils ne pouvaient par conséquent mourir que d'indigestion.

Ainsi, nous arrivons à cette conséquence, que le service de M. Vaidy ne pouvait pas être comparé avec celui de M. Broussais.

Poursuivons :

Les salles de M. Broussais étant consacrées à la clinique, le chirurgien de garde a toujours eu l'ordre d'y envoyer les malades les plus gravement affectés.

M. Bousquet a nié et nie encore l'existence de cet ordre; rappelons-lui donc d'abord la lettre de M. Desgenettes à M. Broussais, lettre dont il feint d'avoir oublié l'existence, et contre laquelle il garde vraiment depuis trop long-temps rancune; la voici :

Monsieur et cher confrère,

« Avez-vous lu un article de la *Revue médi-*
« *cale* où vous êtes fort maltraité, et dont j'ai
« lieu de me plaindre, ainsi que de quelques
« autres gentillesses de M. A. du P. et compa-
« gnie?

« Je désirerais qu'il leur fût dit que, d'après
« un usage établi par moi, il y a vingt ans, le
« médecin en chef reçoit constamment les plus
« gros malades, et qu'il n'y a aucunes conclusions

« favorables et même possibles à tirer de son
« relevé nécrologique comparatif. Il y a d'ail-
« leurs des sections de service, comme les ga-
« leux, les convalescens, les hommes en subsis-
« tance, qui fournissent peu ou point de mor-
« talité.

« Question préalable : Qui a garanti l'exacti-
« tude du relevé ?

« Faites-moi dire, je vous prie, si vous croyez
« qu'il faille relever cette impertinente méchan-
« ceté. »

Tout à vous, B. Desgenettes.

Mais M. Broussais n'était pas médecin en chef du Val-de-Grâce, pendant les cinq années sur lesquelles porte l'accusation; ce n'est donc pas lui, dit M. Bousquet, qui a dû recevoir les plus graves malades. La réponse est facile; car M. Desgenettes n'ayant fait que dix mois de service pendant ces cinq années, et presque toujours pendant les temps de repos de M. Broussais, il est évident qu'il n'a pas pu recevoir les malades en question, et que M. Broussais a dû *seul*, ainsi que je l'ai toujours soutenu (1), quoiqu'en dise M. Bousquet, en être chargé.

Ainsi, d'une part, l'ordre existait, et de l'autre, M. Broussais en subissait les conséquences.

(1) Page 61.

Il les subissait, parce qu'il avait lui-même donné l'ordre d'envoyer les malades graves à sa clinique et parce que les chirurgiens de garde, curieux d'observer la doctrine naissante dans ses applications aux cas difficiles, manquaient rarement de diriger sur les salles consacrées à la clinique les maladies qui leur paraissaient de quelque gravité.

Enfin, dit M. Bousquet, si cet ordre existait, l'exécution en était impossible. On se rappelle combien d'efforts il a faits pour démontrer l'impossibilité absolue de diriger ainsi à volonté les malades graves sur tel ou tel service (1), et aujourd'hui voilà que sans s'en appercevoir il se réfute lui-même en quelques mots, en reconnaissant que quelques chirurgiens de garde ont pu envoyer spontanément les malades graves à M. Broussais (2). Pour échapper à la contradiction dans cette circonstance, je ne vois d'autre moyen pour lui, que de soutenir que ces chirurgiens ont fait la chose impossible.

Ainsi, ni sous le rapport des saisons et de la durée pendant lesquelles ils ont été faits, ni sous celui de la nature des maladies, ni enfin sous celui de la gravité de ces maladies lorsqu'elles étaient de même nature, les services des méde-

(1) Pages 156 et 157. — (2) Page 127.

cins du Val-de-Grâce n'étaient comparables entre eux pendant les années 1815, 1816, 1817, 1818 et 1819.

Je ne m'arrêterai pas à faire remarquer l'assurance vraiment extraordinaire avec laquelle M. Bousquet soutient que j'ai pris des informations auprès de MM. Coutanceau et Damiron, pour savoir ce qui se passait au Val-de-Grâce avant qu'ils fussent médecins de cet hôpital, quand je me suis borné à demander à ces médecins s'il était vrai qu'il les eût interrogés sur un un fait (1); je ne répondrai pas au reproche de déloyauté qu'il m'adresse pour n'avoir pas publié en entier les lettres de ces Messieurs, quand j'en ai cité tout ce qui se rattachait à ma demande et démentait son assertion (2); enfin, je ne dirai rien de cette hablerie par laquelle il prétend que j'ai cherché mes renseignemens hors de l'hôpital, et qu'il y a pris au contraire les siens. Toutes ces taquineries d'écolier, tout l'entortillage de mots dans lequel il les enchevêtre, tout cela n'a qu'un but, c'est de faire perdre de vue les faits. Il avait prétendu que M. Broussais ne recevait pas de phthisiques dans ses salles (3), et j'ai prouvé qu'il avait dit le contraire de la vérité (4); il avait affirmé que le service de

(1) Page 189. — (2) Pages 189 et 190. — (3) Page 155. — (4) Page 188.

M. Broussais ne contenait pas d'officiers (1), et j'ai démontré qu'il avait avancé un fait faux (2); enfin, il avait assuré tenir de *plusieurs* des collègues de M. Broussais, que ce médecin ne recevait pas les plus graves malades (3), et j'ai fait voir que ni les anciens, ni les nouveaux médecins du Val-de-Grâce, ne lui avaient tenu ce langage, à l'exception peut-être de M. Vaidy (4). Voilà les faits qu'il voudrait faire oublier, mais j'ai pris l'engagement de rappeler tous ceux de cette discussion, et il faut bien qu'il se résigne à les entendre. Je passe en conséquence à d'autres qu'il a tout aussi infructueusement contestés.

En 1819, M. Broussais a évacué 119 de ses malades, soit aux galeux, soit aux vénériens, soit aux blessés, après les avoir guéris de la maladie pour laquelle ils avaient été envoyés dans son service, et on ne lui en a pas tenu compte dans le calcul de sa mortalité.

M. Bousquet a commencé par dire que ce n'était là qu'une conjecture de ma part (5). J'ai pris alors la peine, comme il le dit lui-même, de lui nommer une partie des malades ainsi évacués (6), et il a bien fallu se rendre à l'évidence. Mais que fait aujourd'hui M. Bousquet? Tout

(1) Page 153. — (2) Page 188. — (3) Page 155. — (4) Pages 189 et 190. — (5) Page 158. — (6) Page 193.

en reconnaissant que les évacués ne sont comptés pour rien dans le service d'où ils sortent (1), il ose soutenir encore que ceux de M. Broussais n'ont pu enfler sa mortalité.

Pour mieux faire ressortir tout ce que cette prétention a d'absurde, supposons donc que M. Broussais n'a traité que 150 malades, qu'il en a évacuée 120, et qu'il en a perdu 15. Comme on ne lui tiendra pas compte de ses 120 évacués, le bon sens ne le permettant pas, dit M. Bousquet (2), il en résultera qu'il n'aura que 30 sortans pour 15 morts. Or, en divisant le nombre des sortans par celui des morts, ainsi qu'on le fait au Val-de-Grâce pour calculer la mortalité dans chaque service, M. Broussais sera censé avoir perdu 1 malade sur 2, tandis que dans la réalité il n'en aura perdu qu'un sur 10. Rien n'est plus évident, et je n'ai plus qu'une crainte, c'est que cela ne soit trop clair pour être compris par M. Bousquet. Je ferai remarquer en passant que la même erreur s'étant nécessairement répétée pour les autres années, la mortalité de M. Broussais a été enflée de la même manière tous les ans.

Mais, nous redit jusqu'à la nausée notre adversaire, les évacués ne sont pas des hommes

(1) Page 238. — (2) 232.

guéris, puisque de deux maladies il leur en reste encore une qui les oblige à passer dans un autre service (1). Oui, sans doute; mais d'abord, la maladie qui leur reste, c'est la gale, ou la vérole, ou une plaie légère, et ces maladies ne sont pas meurtrières; M. Bousquet a pris soin de nous rappeler lui-même combien les deux premières font peu de victimes (2). En second lieu, n'est-ce pas du fait seul du déplacement de ces malades que résulte l'erreur préjudiciable au médecin qu'ils quittent? Que signifie donc dès lors son objection?

Enfin, ajoute-t-il, les collègues de M. Broussais ont aussi des évacués; il y a donc, sous ce rapport encore, parité, égalité; et égalité, c'est justice (3). Mais nous avons vu que M. Vaidy gardait ses galeux, pour faire des expériences sur leur traitement (4); M. Pierre conservait forcément les siens, puisque ses salles leur étaient spécialement consacrées; il n'y a donc ni parité, ni égalité, ni justice; il y a seulement erreur volontaire dans l'assertion de M. Bousquet.

Ce fait est maintenant, je crois, suffisamment éclairci, et je ne crains plus que M. Bousquet

(1) 214. — (2) Page 232. — (3) Page 214. — (4) Pages 232 et 233. — (5) Page 223.

parvienne à l'obscurcir, bien que ses talens en ce genre de besogne me soient aujourd'hui bien connus. Il en sera bientôt de même, j'espère, du suivant.

Une épidémie de rougeole a régné dans les salles de M. Broussais, en 1819.

Ne pouvant le nier, M. Bousquet a prétendu d'abord, que la rougeole, chez les adultes, était, en général, très-bénigne, et, en dépit de l'expérience, il répète aujourd'hui la même hérésie médicale. Il faut pardonner cette erreur à un médecin qui ne voit pas de malades; mais j'en ai appelé et j'en appelle encore aux praticiens de toutes les doctrines. M. Bousquet veut bien ne pas récuser de tels juges; qu'il interroge donc principalement les médecins des hôpitaux, car les maladies éruptives sont bien plus meurtrières dans ces lieux que chez les particuliers, et il ne tardera pas à abjurer son erreur. Quant à cette petite bouffée de vanité, qui lui fait dire qu'il m'a quelquefois cité à ce tribunal et que ses arrêts lui ont été favorables, je la lui passe par égard pour l'embarras dans lequel il se trouve nécessairement quand on a l'indiscrétion de l'amener sur le terrain de la science, et pour ne pas le mettre tout-à-fait à la question, je ne le sommerai pas d'appuyer sa vanterie d'une seule preuve.

En dépit donc de M. Bousquet, la rougeole est une maladie dangereuse, lorsqu'elle règne épidémiquement chez les adultes et surtout dans les hôpitaux. Au reste, il saura cela probablement un jour. On ne doit donc pas s'étonner que l'épidémie de 1819 ait exercé des ravages dans le service de M. Broussais, et encore moins par conséquent qu'elle ait élevé dans cette année sa mortalité à 1 sur 10. Mais M. Bousquet assure que ce résultat est la critique la plus sanglante de la doctrine qui l'a produit. Il ne manque qu'une petite chose à cette assertion pour avoir quelqu'apparence de vérité, c'est qu'on ait prouvé d'abord que d'autres doctrines, dans les mêmes circonstances, auraient fourni des résultats plus avantageux. C'est une bagatelle à laquelle M. Bousquet n'a pas songé.

M. Desgenettes et M. Vaidy n'ont pas fait de service pendant tout le temps qu'a duré cette épidémie; c'est un fait dont M. Bousquet est depuis long-temps convenu (1). « Mais
« M. Pierre, nous dit-il, était toujours là, et
« tout son service n'était pas composé de ga-
« leux et de prisonniers. Picpus, créé pour
« recevoir les galeux, leur ouvrit précisément
« ses portes au mois d'avril, c'est-à-dire, au

---

(1) Page 141.

« moment où commença l'épidémie (1). » Il paraît que M. Bousquet tient beaucoup à cette objection, car il la reproduit aujourd'hui pour la seconde fois (2). Mais sans lui rappeler que des prisonniers peu malades restaient encore dans le service de M. Pierre, sans lui faire remarquer que, de son propre aveu (3), M. Pierre est un médecin physiologiste, ce qui ne permet pas d'opposer son service à celui de M. Broussais, puisque les méthodes thérapeutiques sont les mêmes dans l'un et dans l'autre, je le prierai de vouloir bien nous dire ce que prouve son objection. Prouve-t-elle que la rougeole ait été moins meurtrière dans les autres services que dans celui de M. Broussais? Nullement, et c'est là cependant ce qu'il importait de bien établir. Au lieu de cela, je vois que M. Bousquet affirme, mais je cherche en vain la preuve de ce qu'il avance; je ne la trouve nulle part. Cela se réduit donc à une simple assertion de sa part. Mais nous savons à peu près ce que valent les assertions de M. Bousquet, il est donc inutile de nous arrêter davantage à celle-ci.

Voilà donc le résumé de toute cette longue discussion terminé. Chacun peut se convaincre

(1) Page 141. — (2) Page 234. — (3) Page 215.

de son exactitude. Or, s'il est fidèle, et je défie qu'on prouve le contraire, n'en découle-t-il pas, en dépit de M. Bousquet, malgré ses efforts, ses prétentions et ses arguties, les conséquences suivantes :

1° Le service de M. Broussais n'a pu sans injustice être mis en parallèle avec celui de ses collègues;

2° Sa mortalité n'a jamais été plus forte, proportionnellement, que celle des autres médecins du Val-de-Grâce;

3° Sa mortalité apparente n'est pas sa mortalité réelle ; et celle-ci a été grossie chaque année, comme en 1819, par suite de l'omission d'un des élémens du calcul;

4° En 1819, une épidémie a régné dans ses salles; elle explique et justifie pleinement la plus grande mortalité de cette année;

5° L'accusation portée par M. Bousquet est fausse dans les motifs, dans les charges, dans les faits et dans les moyens.

Nous pourrions en rester là. Mais il importe d'ajouter encore quelques mots touchant l'influence de la nouvelle doctrine sur la mortalité en général, et sur celle du Val-de-Grâce en particulier. Je n'abuserai pas des momens du lecteur.

Sur la foi de M. Castel, M. Bousquet a avancé

1° que la mortalité avait augmenté dans Paris depuis 1815 ; 2° que la nouvelle doctrine seule avait pu produire ce résultat (1).

Or, il résulte de toutes les recherches statistiques publiées depuis quelques années sur la capitale, que la mortalité n'a pas cessé d'y décroître chaque année (2). Si le nombre de décès y est devenu de plus en plus considérable, c'est parce que la population n'a cessé de s'accroître, et cela dans une proportion plus que suffisante pour expliquer l'augmentation du nombre des morts. M. Bousquet, qui n'y regarde pas de si près, s'en est tenu au chiffre des décès, et parce qu'il l'a vu se grossir d'année en anné, il en a conclu que la mortalité allait en augmentant. On ne réfute pas de pareilles erreurs.

Si donc la mortalité a toujours été en diminuant depuis comme avant 1815, à Paris comme dans toute la France, me voilà dispensé, je crois, de justifier la nouvelle doctrine de l'avoir accrue quelque part, et M. Bousquet ne sera peut-être pas assez exigeant pour

(1) *Revue médicale*, tome III.

(2) En 1780, la mortalité était, à Paris, de 1 habitant sur 29 ; en 1802, de 1 sur 30 ; elle est aujourd'hui de 1 sur $32\frac{6}{20}$. Voilà comme elle augmente !

m'en demander les preuves. Je passe donc outre.

Je laisse de côté la question de savoir quelles sont les causes qui ont le plus contribué à diminuer ainsi la mortalité parmi les citoyens de la capitale et des provinces. Je ris du ton d'importance avec lequel M. Bousquet laisse tomber deux ou trois grands mots, comme *les progrès de la civilisation, la diminution des impôts*, et surtout *les commodités de l'aisance*, pour faire croire que ces hautes questions lui sont familières; je ris aussi de la gravité de maître d'école de village avec laquelle il me dit que je ne comprends rien à tout cela. Si je renonce à aborder ce problême, c'est tout à la fois, parce qu'il est trop compliqué, parce que je ne me sens ni la force de le résoudre ni le courage de l'effleurer comme M. Bousquet, parce qu'il est étranger à celui qui doit seul nous occuper, qui est de rechercher l'influence de la nouvelle doctrine sur la mortalité du Val-de-Grâce, et parce que je crois que M. Bousquet ne l'a lancé dans notre discussion que pour épaissir les ténèbres dont il a tant d'intérêt à l'envelopper.

Quelle a donc été l'influence de la nouvelle doctrine sur la mortalité du Val-de-Grâce? J'ai déjà dit et il m'a été facile de prouver que cette mortalité avait considérablement diminué depuis 1815, et j'ai cru pouvoir soutenir que les nouvelles méthodes thérapeutiques avaient beaucoup contribué à ce résultat. Quelles objections m'a-t-on faites? qu'a-t-on dit pour renverser mon assertion? On m'a répondu d'abord, que c'était au passage de l'état de guerre à l'état de paix qu'était due cette diminution de la mortalité, et non à la doctrine physiologique. Cette réponse supposait d'une part, que je méconnaissais l'influence du retour de la paix sur la mortalité d'un hôpital militaire, et de l'autre, que j'attribuais exclusivement à la doctrine le résultat obtenu. L'une et l'autre supposition étaient nécessaires peut-être à mes adversaires, pour se ménager l'apparence d'un triomphe qui pût masquer la faiblesse et la laideur de leur cause, mais elle n'en était pas moins de toute fausseté. J'ai dit et je répète, que toutes les circonstances invoquées par M. Bousquet pour expliquer la différence de la mortalité entre les quatorze premières années du siècle et les cinq suivantes, y compris même le passage de la guerre à la paix, ne suffisent pas pour en rendre raison; j'ai dit aussi et je répète encore, que la nouvelle doctrine a contribué à la diminution de la mortalité qui se fait remarquer à la seconde époque. A-t-on prouvé le contraire?

Non. Tout ce qu'a fait M. Bousquet, tout ce qu'il a pu parvenir à démontrer, c'est qu'il meurt plus de soldats en temps de guerre qu'en temps de paix, découverte admirable qui ne peut manquer de mettre le comble à sa gloire.

Toutefois, facile à s'aveugler sur le mérite de ses démonstrations, M. Bousquet s'est imaginé qu'il avait prouvé que la nouvelle doctrine n'avait été pour rien dans la diminution de la mortalité du Val-de-Grâce. Fier de ce qu'il prenait pour un succès, M. Bousquet n'était pas homme à s'arrêter en si beau chemin; il s'est donc mis à la poursuite d'une nouvelle victoire. Il venait de prouver, croyait-il, que la nouvelle doctrine n'avait pas exercé d'influence favorable sur la mortalité du Val-de-Grâce; un pas de plus, et il allait démontrer que cette influence avait au contraire été funeste. C'est alors qu'il a comparé les résultats du service de M. Cross, en 1814, avec ceux du service de M. Broussais en 1815, et qu'il nous a montré ce dernier perdant un malade sur onze, dans une année de paix, avec des hommes jeunes, choisis, et placés au milieu des circonstances les plus favorables, tandis que le premier n'en avait perdu qu'un sur sept et demi dans une année et dans des circonstances toutes opposées. Malheureusement pour sa comparaison, l'année de paix s'est trouvée une année de guerre, les prétendus conscrits étaient de vieux soldats, et les circonstances hygiéniques si favorables avaient été funestes. M. Bousquet venait de faire une bévue.

Quel dommage pourtant de se voir tomber à plat quand on croit s'être élevé si haut! M. Bousquet regrette d'autant plus sa chute qu'il aurait pu l'éviter. Il nous dit du moins aujourd'hui, qu'il ne lui eût fallu que reculer le second terme de sa comparaison jusqu'en 1819, pour atteindre son but. Ainsi il aurait pu dire, *avec toute justice*, que tandis que M. Cross, au milieu des événemens les plus funestes, ne perdait qu'un malade sur sept et demi, M. Broussais en perdait un sur huit et demi, lorsque tout était rentré dans l'ordre, et que les rigueurs de la guerre avaient fait place aux douceurs de la paix. Avec toute justice! quand je lui ai prouvé trois ou quatre fois, que M. Broussais n'avait perdu qu'un malade sur 10 en 1819, et qu'il s'obstine à répéter que sa perte a été de 1 sur $8\frac{1}{2}$! Avec toute justice! quand il a reconnu lui-même que dans cette année une épidémie de rougeole avait ravagé les salles de M. Broussais! C'est avec toute justice qu'il aurait pris pour terme de comparaison une année désastreuse! Si telle est la justice de M. Bousquet, que le ciel m'en préserve, car je n'en connais pas de plus injuste.

Cependant, M. Bousquet veut à toute force prouver que le service de M. Broussais est une arêne où la mort promène sa faulx guidée par la nouvelle doctrine. C'est son idée fixe. Et le voilà qui se met à comparer le service d'un médecin de l'hôpital de la Garde royale avec celui de M. Broussais. M. Broussais, dit-il, perd, terme moyen, un malade sur $12\frac{1}{4}$; et à l'hôpital de la Garde-Royale, M. Gasc n'en perd qu'un sur dix-sept ou dix-huit; et il ne faut pas croire, ajoute-t-il très-sérieusement, que les soldats de la Garde soient comme ils l'étaient autrefois, plus forts que ceux de la ligne. Quel heureux rapprochement il a su faire encore dans l'intérêt de la vérité! Je ne lui dirai pas que la mortalité moyenne de M. Broussais est de 1 sur 14 et non de 1 sur $12\frac{1}{3}$ comme il nous l'assure; je ne lui dirai pas que M. Gasc traite tous ses malades d'après les principes de la doctrine de M. Broussais, ce qui lui interdit de tirer aucune conséquence défavorable à la nouvelle doctrine de la comparaison de ces deux services; tout cela n'est-il pas trop raisonnable pour qu'il l'accueillît? Mais je l'engagerai à assister à la première revue, et là, à comparer, puisqu'il aime tant à comparer, un régiment de la ligne avec un régiment de la garde, puis à venir nous dire si ce sont les mêmes hommes. Je lui conseille de s'informer en même tems, si les soldats de la garde ne sont mieux vêtus, mieux nourris, mieux couchés, plus payés, et moins surchargés de service que ceux de la ligne. Peut-être renoncera-t-il alors à son nouveau parallèle. M. Bousquet dit quelque part que je n'aime pas les comparaisons; c'est un peu vrai depuis que je lis les siennes ; je crois vraiment qu'il a pris à tâche de m'en dégoûter.

Enfin, pour porter le dernier coup à la doctrine physiologique dans la personne de son fondateur, pour faire voir qu'elle n'a pas diminué la mortalité du Val-de-Grâce, pour montrer qu'au contraire elle l'a augmentée, M. Bousquet devait naguère publier, et au besoin afficher, que, depuis dix ans, M. Broussais a constamment perdu plus de malades que ses collègues. Mais, désespérant sans doute de pouvoir persuader à des gens tant soit peu raisonnables que ce sont les méthodes thérapeutiques de M. Broussais qui rendent sa mortalité plus forte que celle des autres médecins du Val-de-Grâce, quand tous ses collègues partagent la majeure partie de ses opinions médicales, il a renoncé à son louable dessein. Que ne l'a-t-il fait de meilleure grâce, je l'aurais complimenté de bon cœur sur ce commencement de retour à la raison. Mais pourquoi dire que j'ai inscrit, *de mon autorité privée*, tous les médecins du Val-de-Grâce parmi les *disciples* de M. Broussais, quand il sait pertinemment que MM. Damiron et Pierre sont tous deux *partisans* de la nouvelle doctrine, et que M. Coutanceau en adopte les principales vérités. Que signifie aussi cette espèce de défi qu'il nous porte de demander à MM. Damiron, Pierre et Coutanceau, s'ils partagent *toutes* les opinions de M. Broussais, et s'ils adoptent *sans restriction* sa pratique? N'y a-t-il pas, je lui en demande bien pardon, une sorte d'escobarderie dans cette bravade? Lui, M. Bousquet, lui-même, connaît-il un médecin dont il partage *toutes* les opinions, et dont il adopte *sans restriction* la pratique?

Toutefois, à travers toutes les phrases captieuses dans lesquelles il entortille et sa pensée et la vérité, on voit qu'il se garde bien de dire que MM. Damiron et Pierre ne sont pas des partisans de la doctrine physiologique. Mais il se rejette sur M. Coutanceau, et, pour nous prouver que ce médecin n'est rien moins qu'un fauteur de l'école du Val-de-Grâce, il nous le montre combattant, dans un article de dictionnaire, la théorie de l'irritation. J'ignore jusqu'à quel point M. Coutanceau lui saura gré d'avoir indiscrètement rappelé une page à laquelle il n'a jamais attaché sans doute une grande importance; à coup sûr du moins, ce médecin ne lui doit pas de reconnaissance pour son indiscret service. Mais puisqu'il voulait faire entrer quelque chose de bon dans sa réplique, que n'empruntait-il au même médecin le passage suivant du même article :

« Quant à l'appréciation raisonnée des mé-
« thodes thérapeutiques, qui sont autant de con-
« séquences de la doctrine générale de l'irrita-
« tion, ce sujet seul ferait la matière d'un livre,
« et aura un jour sa place marquée dans l'his-
« toire de l'art; mais ce n'est pas ici le lieu de
« l'approfondir. Il suffit de faire observer en ce
« moment, qu'il n'est pas de médecin, *ni même*
« *d'élève un peu instruit* qui ignore les *heu-*
« *reuses modifications* introduites par M. Brous-
« sais dans l'exercice de la médecine, et qui ne
« soit témoin chaque jour de la *puissante in-*
« *fluence* qu'il exerce, non-seulement sur le
« vulgaire des médecins, non-seulement sur
« ceux dont l'esprit est plus élevé et les con-
« naissances plus étendues, mais aussi, ce qui

« est plus remarquable, *sur les idées et la pra-
« tique de ses adversaires les plus déclarés* (1). »
Mais M. Bousquet n'avait garde de citer ce passage; en le transcrivant, il aurait tracé sa propre condamnation, car il nie précisément toutes ces choses que, suivant M. Coutanceau, n'ignore pas même *un élève un peu instruit*.

Si après avoir lu ces lignes empreintes de vérité, M. Bousquet persistait dans ses préventions contre la nouvelle doctrine, s'il s'opiniâtrait, pour la déprécier, à chercher dans le Val-de-Grâce des termes de comparaison qui n'y sont plus et ne peuvent y reparaître, il faudrait désespérer de le ramener jamais dans le sentier de la justice et de la vérité. En effet, voilà celui des collègues de M. Broussais qu'il suppose le plus contraire à la doctrine de ce professeur, qui reconnaît hautement que ses idées et sa pratique ont été heureusement modifiées par la puissante influence de ce médecin auquel, lui, M. Bousquet, ne cesse de prêter des revers. Et, M. Broussais aurait rectifié les idées de la plupart de ses confrères et même celles de *ses adversaires les plus déclarés*, et cependant il n'enseignerait que des erreurs ! Il aurait introduit d'*heureuses mo-*

(1) *Dictionnaire de Médecine*, en 18 vol., tome XII, page 482.

difications dans l'exercice de la médecine, et sa propre pratique serait meurtrière ! Il n'y a peut-être que M. Bousquet au monde qui puisse soutenir de pareilles absurdités. Mais non, je me trompe : n'y a-t-il pas encore M. Miquel ?

L.-Ch. Roche.

2

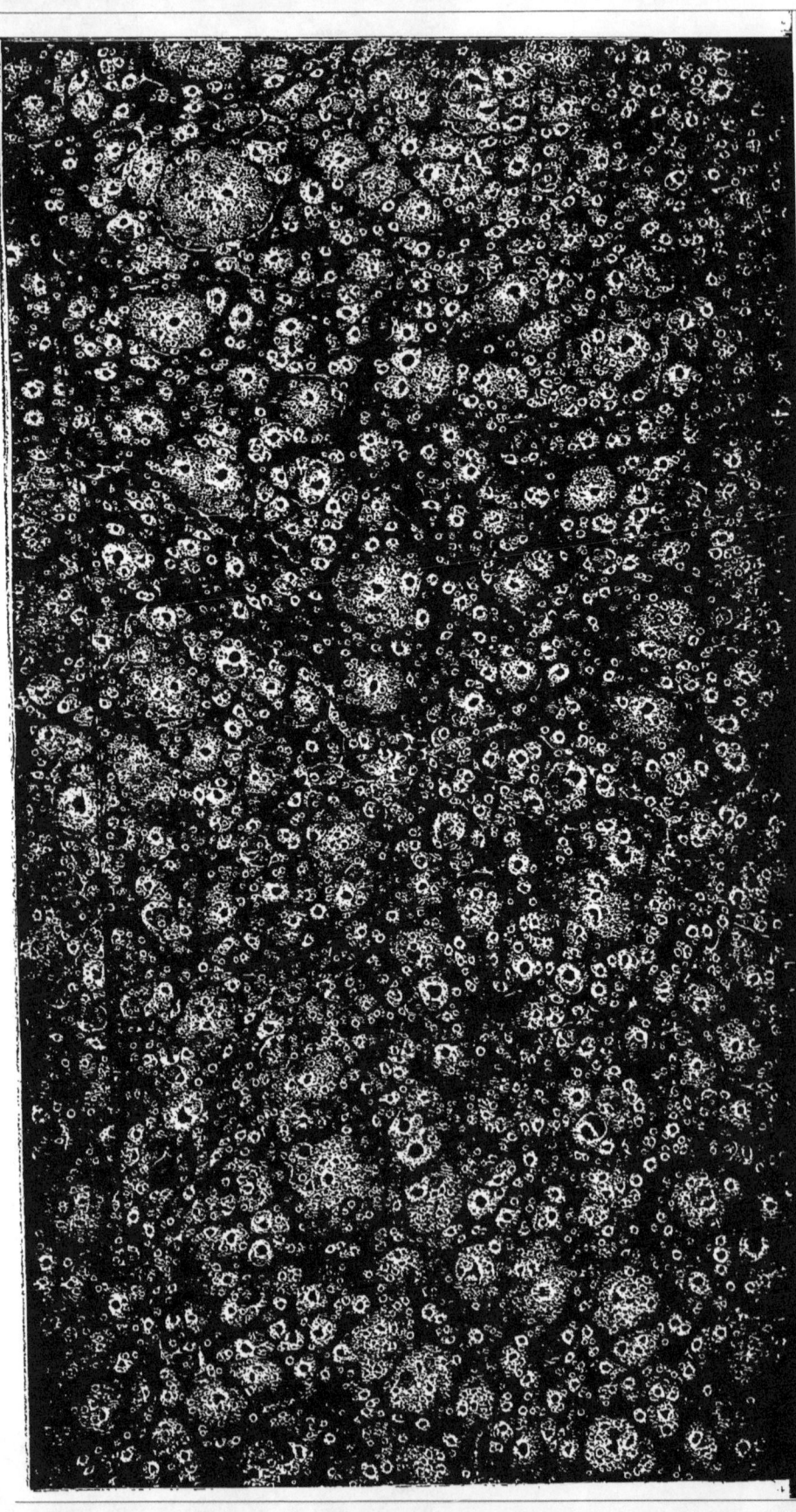

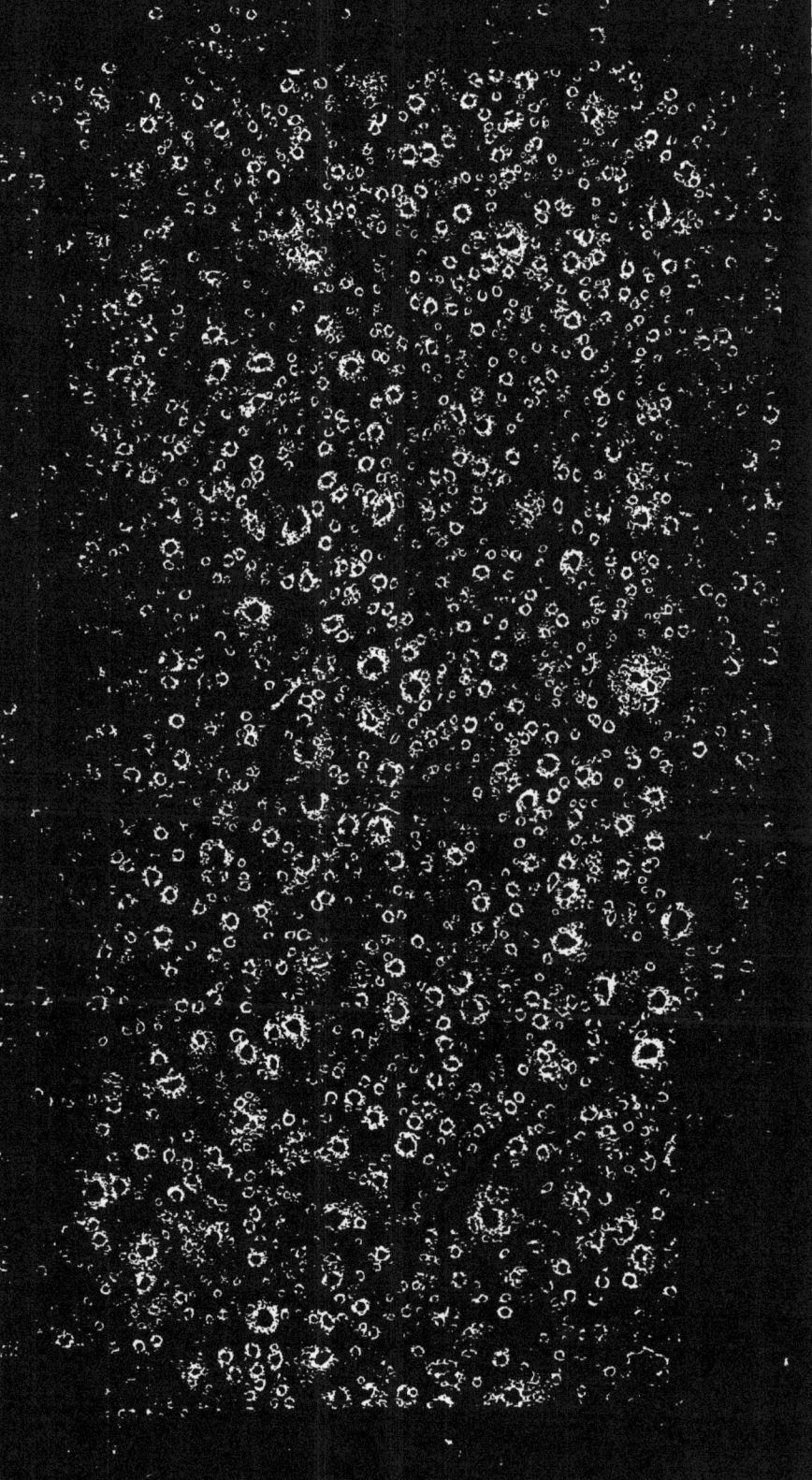

www.ingramcontent.com/pod-product-compliance
Lightning Source LLC
Chambersburg PA
CBHW071414150426
43191CB00008B/908